女性生殖健康丛书

丛书主编◎张元珍

不孕不育知多少

BUYUN BUYU ZHI DUOSHAO

主编◎刘文惠　马 玲

长江出版传媒　湖北科学技术出版社

《不孕不育知多少》
编 委 会

丛书主编 张元珍

主　　编 刘文惠　马　玲

编　　者 万方方（武汉大学中南医院）

马　玲（武汉大学中南医院）

毛艳红（武汉大学中南医院）

王　燕（武汉大学中南医院）

史　蕾（武汉大学中南医院）

刘文惠（武汉大学中南医院）

李　莉（武汉大学中南医院）

吕　晶（武汉大学中南医院）

张　铭（武汉大学中南医院）

周　春（武汉大学中南医院）

洪志丹（武汉大学中南医院）

绘　　图 李韦战

丛书主编简介

张元珍，武汉大学中南医院妇产科首席专家，二级教授、主任医师、博士生导师。湖北省产前诊断与优生临床医学研究中心主任，武汉市生殖健康与优生临床医学研究中心主任，发育源性疾病湖北省重点实验室副主任。兼任中华医学会妇产科学会委员，湖北省医学伦理专家委员会主任委员，湖北省女医师协会会长，湖北省医师协会妇产科学分会副主任委员。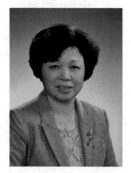《中华围产医学杂志》《中华产科急救电子杂志》《中国生育健康杂志》《医药导报》编委，《武汉大学学报（医学版）》特邀审稿专家。

主要从事出生缺陷的预防、产前诊断与优生咨询、生殖医学等方面的临床和科学研究。主持科研项目 20 余项，其中国家自然科学基金 4 项，科技部 973 前期专项课题 1 项，湖北省科技惠民计划 1 项，湖北省科技支撑计划 2 项、湖北省卫健委创新群体项目 1 项。获湖北省政府科技进步一等奖 2 项。发表科技论文 200 篇，其中 SCI 收录论文近 100 篇。在抗击新冠肺炎期间，最早在国际顶级期刊 Lancet 上发表孕妇感染新冠病毒方面的研究论文。2009 年获国务院政府特殊津贴。2013 年入选湖北省首届医学领军人才培养工程。2015 年入选武汉大学 351 人才珞珈杰出学者。

长期致力于生殖健康的研究和科普宣教工作，曾参加湖北电视台《荆楚大医生》节目，进行出生缺陷预防方面的科普宣传；连续多年参加妇女节义诊活动，为育龄夫妇提供生育力评估及咨询。

本册主编简介

刘文惠，主任医师，医学博士。曾任武汉大学中南医院生殖医学中心实验室负责人。从事妇产科临床、教学、科研工作近30年。现为妇产科教研室副主任，妇产科住培基地教学主任。主持、参与多项科研课题，参编专著5部，发表论文20余篇。研究方向为妇产科教学、生殖内分泌，优生优育。专业特长为不孕不育症诊断治疗、妇科内分泌疾病如多囊卵巢综合征的综合治疗，同时进行各个媒体平台的科普宣教工作。

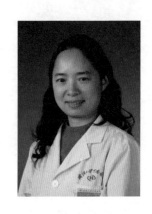

马玲，副主任医师，医学博士。武汉大学中南医院生殖医学中心主任。湖北省医学会生殖医学分会第三届委员会委员，湖北省免疫学会生殖免疫专业委员会常务委员，湖北省中西医结合学会第一届生殖医学专业委员会常务委员，湖北省生殖健康学会第一届理事。从事妇产科临床、教学、科研工作20余年。专业特长为不孕不育症诊断治疗、体外受精－胚胎移植及其衍生技术。一直致力于各个科普平台的科普宣教工作。

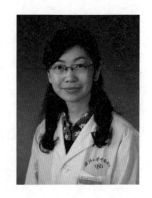

丛书序言

CONGSHU XUYANG

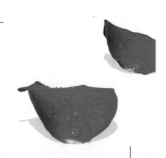

随着社会经济、文化水平的不断提高，人们对健康的关注度越来越高。在信息技术高度发达的当今时代，大家可以通过各种途径获得身体保健、疾病预防及治疗等相关的知识。但是，由于获得知识的渠道不同，以及信息来源的不对称性，常常会产生意见分歧、片面化理解，甚至误解，尤其是关于孕前准备、孕期、分娩及产后、育儿期出现问题的解决方法，辅助生殖治疗过程中的相关生殖保健知识，这些都关系到两代人的健康及家庭和谐。鉴于此，我们组织了工作在临床一线的资深专家编写了此套丛书，希望能将科学的生殖健康知识，以通俗易懂的文字，图文并茂的方式呈现给读者。这套丛书将有助于大众和医务工作者们系统、完整而全面地理解孕前、孕期、分娩及产后、育儿中常见问题的处理方法，达到科学、合理地孕育下一代的目的，为朋友们的生殖健康保驾护航，为提高人口的整体素质尽绵薄之力。

由于编者知识水平的限制，不妥之处，敬请读者朋友们不吝赐教，予以斧正，并逐渐完善。

武汉大学中南医院妇产科首席专家

发育源性疾病湖北省重点实验室副主任

湖北省产前诊断与优生临床医学研究中心主任

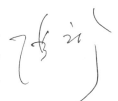

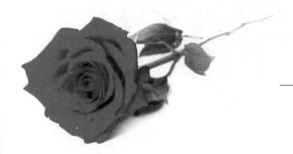

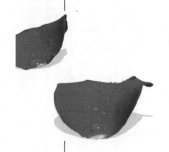

　　随着社会的发展，人们文化知识及日常生活方式的改变，不孕症的发生率逐年增多。诊断为不孕症已经给患者的心理蒙上阴影，在治疗不孕症的过程中遇到的各种问题也增加了他们的心理负担，尤其是需要行试管婴儿治疗的夫妇，对该技术的陌生，治疗费用以及耗费时间等问题更是引发了他们的焦虑。本书从进入不孕症治疗的第一天到胚胎移植后，以及保胎过程中可能出现的问题进行细致深入而通俗化的讲解，希望朋友们轻松愉快地接受治疗，好"孕"成真！

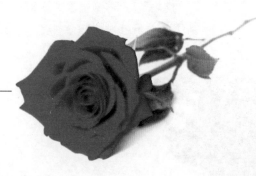

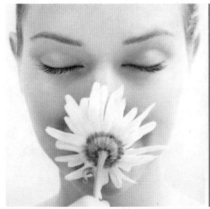
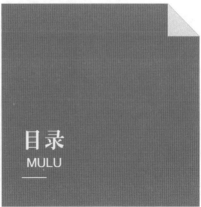

目录
MULU

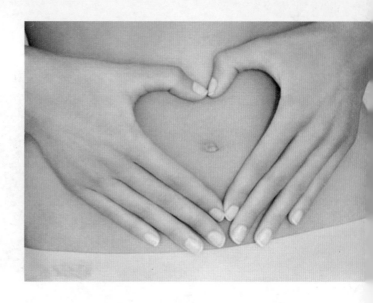

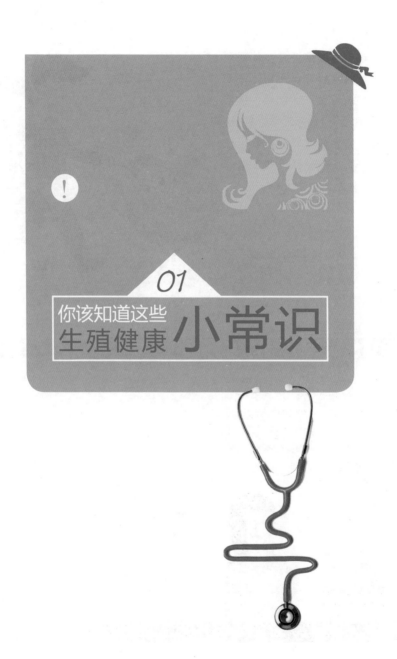

01

你该知道这些
生殖健康 **小常识**

生殖是人类繁衍后代的基本过程，是两性永恒的话题。几乎每个妇产科医生经常会被问到一些简单的生殖常识问题，每天以各种方式（面谈、电话、微信以及QQ聊天等）跟患者朋友解释，但是依然会有很多朋友问着同样的问题，现在小编就一些生殖基本常识给大家做一个介绍。

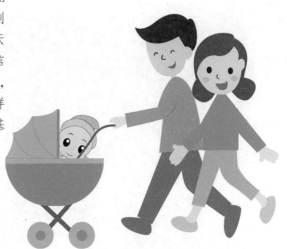

何为月经第一天？

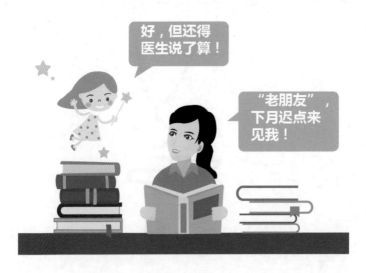

月经第一天：是指见到红色月经血的那一天，而不是月经干净的第一天。预产期的计算也是从月经见血第一天开始计算日期。

排卵多发生在下次来月经的前14天左右，而不是在两次来月经的中间，如果月经周期是标准的28天，那就是两次月经的中间，大部分人卵子生长的时间，即卵泡期，长短不固定，而排卵后的黄体期是相对固定的，一般在14天左右，所以想算排卵期必须先知道下一次月经何时来，才能预测排卵期的时间。

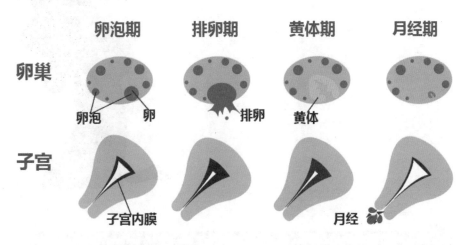

卵泡期 **排卵期** **黄体期** **月经期**

卵巢

卵泡　卵　　排卵　　黄体

子宫

子宫内膜　　　　　　　月经

叶酸片怎样吃呢？

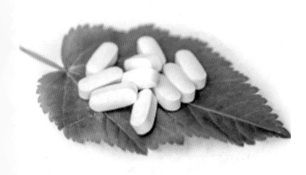

很多人都知道叶酸可以有效预防胎儿先天性神经管畸形，怀孕前后要吃叶酸片，但是用量却不清楚，大家需要知道的是：叶酸片的剂量为 0.4mg 或 0.8mg 两种剂型，并不是摄入越多越好，一般女性每天摄入 0.4mg，有高危因素的女性每天摄入 0.8mg。孕前 3 个月和妊娠头 3 个月要按时服用叶酸片或含有叶酸的复合维生素片。

该来月经时出现的阴道出血，一定都是月经血？

刚在妇产科专业学习的时候，我的老师常告诉我这句话，当时我还不太清楚这句话是什么意思，在临床呆久了我也慢慢明白了。一次，一个以前月经很规律、有性生活的女性，在该来月经的时候出现褐色分泌物，一直干净不了，来看医生调理月经。医生询问病史后让她验早孕，患者表示很不理解，不情不愿地去抽血，结果居然是阳性。当医生告诉她怀孕的时候，她瞬间惊呆了。先兆流产也会出现少量的阴道流血，常为咖啡色、暗红色或血性白带。

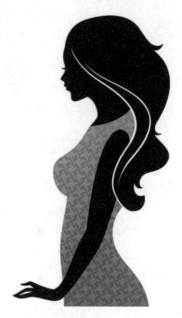

试管宝宝到底是不是自己的宝宝？

直到现在，还有一些人在问：做试管婴儿出生的宝宝是我们夫妇的宝宝吗？再次郑重强调：试管婴儿助孕只是取出女方的卵子和男方的精子，体外形成胚胎后，再放回到女方的子宫内生长发育，所以说试管宝宝肯定是你们夫妇的宝宝，也是你们亲生的宝宝啊！

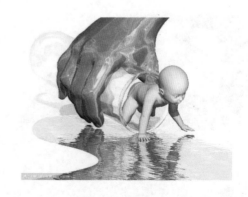

宫颈糜烂用不用治疗？

在我国权威的最新版《妇产科学》教材上，已经没有"宫颈糜烂"这一诊断名词，现在叫"生理性柱状上皮异位"！也就是说"生理性柱状上皮异位"本身不是病，那为什么还要去治疗呢？这是因为如果有中度、重度宫颈糜烂，可以去做宫颈细胞学防癌筛查或HPV分型检查，如果没有问题，并且白带没有异常，就不需要治疗。"生理性柱状上皮异位"不会影响生育，要是因为"生理性柱状上皮异位"做了宫颈电切术（LEEP刀），那就不值了，因为LEEP刀是用于治疗宫颈癌前病变的，术后宫颈口变小就可能会影响精子通过宫颈管，降低怀孕的概率或者宫颈粘连影响月经血排出，甚至分娩时由于手术形成疤痕、组织弹性差妨碍宫颈口扩张、产程进展，甚至导致产后出血哦！

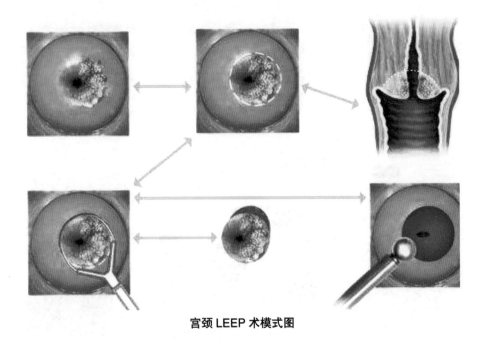

宫颈 LEEP 术模式图

如果你还在关注电视广告上说什么："意外怀孕了，睡一觉就没了！"醒醒吧，亲！为了继续拥有做母亲的权利，就尽量好好避孕，爱护子宫就像爱护自己的眼睛一样！子宫内膜分功能层和基底层，功能层是月经期会脱落的那一层，基底层在功能层脱落后会增厚转化为功能层。人工流产手术主要刮除功能层，但是任何医生、任何高端仪器在手术过程中都无法准确分清这两层内膜的界限，所以多多少少都会对基底层造成损伤，这种损伤会导致子宫内膜减薄至 0.4cm 左右。要知道子宫内膜在 1.0cm 左右才是最适合胚胎着床的厚度，而且这种损伤严重者基本是不可逆的，治疗效果也不明显，很难改善。记得有一个患者经历一次无痛人流，导致内膜很薄，经治疗无法修复，说了一句话让我记忆犹新："一次无痛人流，改变了我的一生"，所以各位朋友在决定人工流产的时候一定要听从医生的建议，衷心希望各位朋友不重蹈她的覆辙。

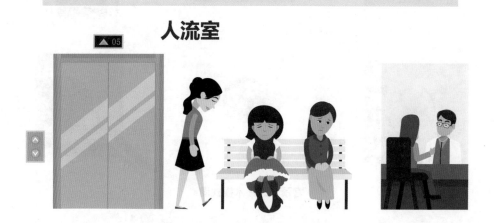

人流室

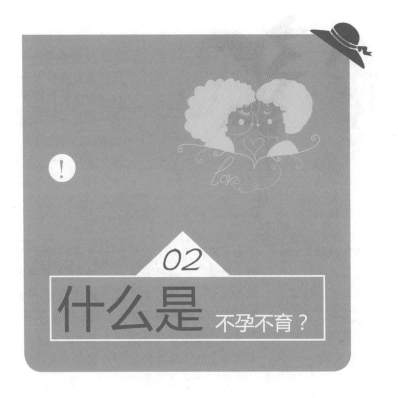

02

什么是 不孕不育？

关于对待生育态度问题，临床上常常碰到这样几种类型：①紧张焦虑型：经过2~3个月短期备孕不成功就开始怀疑自己患上不孕症，到处求医问诊，甚至处处烧香拜佛，产生焦虑、紧张情绪，担心自己有难以解决的大问题。②淡然处之型：老大不小了，尤其是超过35岁仍悠哉悠哉，无怀孕养孩子计划，享受二人世界，不谈孕事。③顺其自然型：孩子来了就要着，这种人最多见，其实他们心里有计划，但也不给自己太大压力，这种心理状态还比较容易受孕。

那么，何时是最佳生育期？什么是不孕症？什么时候需要就医？了解以下情况将有助于你的就医及决策：

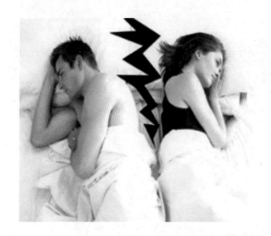

一对配偶未避孕、有正常性生活至少一年而未获得临床妊娠称为不孕症。既往从未有过妊娠史，未采取避孕措施一年以上没有获得妊娠者，称为原发性不孕；既往有过妊娠史，而后未避孕连续一年不孕者，称为继发性不孕。

你应该知道的是：多数人不孕其实是一种暂时性不孕状态，除非是卵巢功能彻底衰退、先天性下丘脑闭经、输卵管堵塞等疾病，一般情况下的不孕不是完全没有自然怀孕的机会，只是一种暂时不孕状态，指不定哪天自己就怀上了。这种例子并不少见，比如长期不孕者抱养个孩子后就怀孕了；经历几次试管婴儿失败后突然发现自己怀孕了；促排卵数次未孕，停止促排却怀孕了等等，所以不要绝望，积极努力，面包会有的，宝宝会来的！

不孕不育的概率有多高？

82% 夫妇备孕一年受孕；92% 夫妇备孕两年受孕；全球不孕症总发病率为5%~15%。虽然不孕发病率比较高，但持续试孕仍有机会，适当时候应当就医。

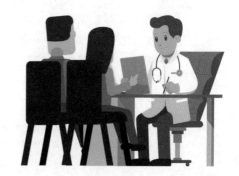

备孕多久不怀孕就需要检查？

于35岁，备孕一年未孕需检查不孕原因；女方年龄大于36岁试孕6个月不孕需检查不孕原因。

存在已知疾病可能导致不孕者：无精症、多囊卵巢综合征、闭经、卵巢手术史需尽早评估生育力。因此

不是所有人的受孕概率均等，大龄和疾病影响生育力，如果不孕则需及时就诊，以免延误最佳治疗时机。

年龄对生育力的影响有多大？

30~34岁7对夫妇中大约一对不孕；35~39岁5对夫妇中一对不孕；40~44岁3对夫妇一对不孕；

45~49岁2对夫妇一对不孕，50岁以后绝大部分女性失去生育能力。

年龄越大，受孕概率会越来越低，因此当你享受生活的时候，尽早制定一个生育计划。有些事就是机不可失、失不再来呀！

不孕不育仅仅是女人的问题吗？

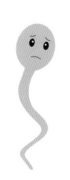孕不育是夫妻双方的事，男人和女人对不孕症发生的影响几乎是差不多的。因为不孕症检查要先简后繁，男性查起来更方便，男性不孕首先要取出精液进行检查。受孕需要夫妻双方分别提供精子和卵子，所以不孕只查女方或先查女性都是错的。

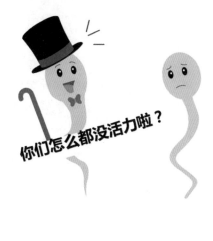

你们怎么都没活力啦？

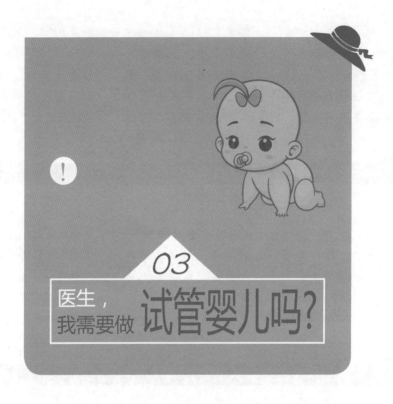

03

医生，
我需要做 **试管婴儿吗？**

在很多不孕女性的脑海中存在着"怀不上就做试管"这样的观点，对于她们来说，做试管婴儿似乎已经从辅助她们怀孕的手段，变成怀孕的"捷径"。她们认为，备孕怀不上，做试管就能成功。因此他们往往在备孕了几个月不见效果之后，就选择做试管，希望通过这种"捷径"尽快怀孕，减轻心理压力。

然而根据临床研究显示，真正不孕的患者通过专业的诊疗，其中有85%~90%的患者可以在治疗下成功怀孕，只有10%~15%的患者才最终需要实施试管婴儿助孕。

在我国，不孕的发病率没有一个非常确切的统计分析，从现有的调查数据来看，不孕症的发病率在 10%~15%，不同地区不孕症的发病率不一样。即使 5% 的发病率，我国 13 亿人口中在育龄期 20~45 岁的年龄范围内，整个不孕人口数可能有近千万，这种需要接受助孕治疗的人口量是极其巨大的。

生活环境和压力让怀孕率降低

虽然没有一个准确的统计分析，但从世界范围内来看，随着生活环境的改变、压力的增加、生育年龄的后移等，卵巢因素导致的不孕人数和比率在逐渐增加。

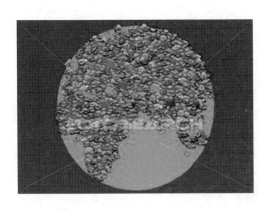

糟了，过不去了

这下没法结合了！

精子→ 环境 压力 炎症 …… ←卵子

另外，男女双方共同有问题的明显增加，特别是在男方不孕患者中，弱精症明显增加，精子畸形的百分比明显增加。这些趋势都反映出环境污染、生活方式的改变对人类生殖的严重影响，因此造成整体生育力的下降。

其实，这些患者不一定是绝对的不孕，通过治疗或者多年多次的尝试可能成功怀孕，但是生育的困难程度明显增加。同时自然流产率明显增加，也就是说从第一次尝试到最后能够生育一个正常孩子的比率确确实实是明显下降了。

建议育龄夫妻在生育之前做一个孕前检查，男方查精液，女性做常规的妇科检查。妇科检查正常，月经规律，就可以去尝试怀孕。通常月经规律的妇女在半年的怀孕率在60%左右，一年是80%左右。

如果在一年试孕的时间还没有怀孕，就应该来做常规的激素检查。激素的检查就是抽血来预测卵巢的储备状态，没有什么创伤性，检查结果也比较准确。

另外很重要的是查输卵管通不通，还要查子宫腔有没有问题，也就是看看土壤好不好。这些检查确实有一些痛苦和创伤，但都是很必要，可以一步步循序渐进检查。

通常最基本的检查是男方精液检查，女方妇科盆腔检查、激素化验等，这些检查没有什么创伤。进一步的检查包括输卵管通畅性检查，子宫内膜检查等等，如果超过一年没有怀孕这些检查都是要做的。

80%不孕症患者不需要做试管婴儿，要做试管的比例是不太高啊！

总体来说，不孕症患者80%左右都不需要体外受精胚胎移植技术，也就是说不需要做试管婴儿。

比如做输卵管通畅性检查时常用的碘油造影，B超下通液或者单纯通液或者做宫腔镜时同时通液，这些相对比较简单的检查方法，同时还有治疗的作用，使轻度粘连的输卵管恢复通畅。术后用一些抗炎抗感染的治疗和中药调整，如果轻度炎症的患者，治疗以后30%ˉ50%的患者三至六个月可以自己怀孕，这种自然受孕的概率是非常乐观的。

另外，排卵功能障碍性不孕，一方面是医生的健康指导，给患者介绍什么样的情况下是排卵期，在卵排出之前先要有性生活，给患者一个详细的指导。外加超声波的监测指导或者用一些促排卵药，比如克罗米芬或者来曲唑，甚至某些中药等简单的促排卵药就可能怀孕，同样不需要辅助生殖技术助孕。

男性有轻度弱精症，女方其他检查都正

常，用人工授精简单的技术，每个周期的成功率可能在10%~20%，累计下来3~6个周期的成功率也有30%左右。主要是看到底是什么原因引起的不孕症，需不需要进行更高级别的辅助生殖技术。

再比如男性严重少弱精子症，女性输卵管梗阻不通等，这些情况都需要实行体外受精胚胎移植技术，

就是把卵取出来在体外受精形成胚胎后再放到子宫腔里。这样来解决严重的输卵管功能障碍、输卵管不通、严重少弱精子症，包括有些患者合并子宫内膜异位症。

还有些患者排卵功能不好，经过药物促排卵以后效果也不好，或者这些病人在促排卵药物作用下经常有卵巢过度刺激的

症状，自然受孕更危险，这个时候可能需要给她做体外受精胚胎移植。体外受精胚胎移植的成功率相对人工授精和自然尝试怀孕肯定要高一些，因为在体外已经形成胚胎，缺点就是人为干预因素要多一些，对亲代和子代可能存在不可预测的不良影响。

育龄期夫妇要尽早制定生育计划

希望育龄夫妻尽早建立自己的生育计划，先了解生育的基本知识，确实在努力了一年没有结果的时候，要早一点到正规的妇产科或者是生殖医学中心去就诊，检查不孕症的哪个环节妨碍了你的生育。

医生会尽量采取简单、贴近自然的方法去帮助你，确实这些方法没有效果的时候尽早采取辅助生殖技术，这样能在相对比较少的干预下得到

一个健康的宝宝。

生殖医学的医生乐于投身于这样一个事业，帮助这些不孕症的患者，与他们共同努力，让他们得到健康的孩子，有一个幸福的家庭。

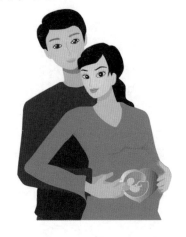
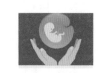
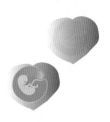

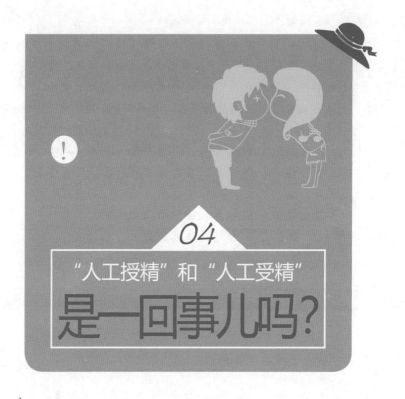

04

"人工授精"和"人工受精"
是一回事儿吗？

对于不孕症的朋友来说，在医院常常听到"人授""试管"等并不陌生的字眼。它们不仅出现在各大搜索引擎中，生殖中心的医护人员也常年将此挂在嘴边。那么，它们是一回事吗？

NO!NO!NO! 完全不是一回事！真实情况原来是……

所谓"人授"是指人工授精，是通过非性交方式将精液放入女性生殖道内。按精子来源分为使用丈夫精子人工授精（简称 AIH）或使用供精者精子人工授精（简称 AID）。包括精液后穹隆注射法，宫颈管内人工授精，宫腔内人工授精，经腹腔内人工授精。目前临床上用的最多的是经宫腔内人工授精（IUI），指将处理后的精液经宫颈注入女性宫腔内——目前，很多生殖中心采用的就是这种方法，不但优选了"小蝌蚪"（优化后全都是精兵强将），还缩短了"小蝌蚪"和"卵子妹妹"见面的距离（给他们"相爱"真是全程开通了绿色通道呀！）那么，哪些童鞋需要人工授精呢？

"小蝌蚪"歪瓜裂枣比较多

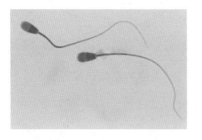

精液量、精子数（特别是前向运动精子的数量）及精子形态异常。

"小蝌蚪"找不着北

阻碍精子进入女性生殖道的因素：解剖异常，如严重尿道下裂、逆行射精、阴道与宫颈狭窄；精神神经因素，如阳痿、早泄、不射精、阴道痉挛等。

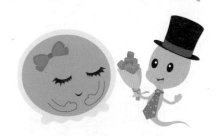

阳光大道变成了崎岖山路

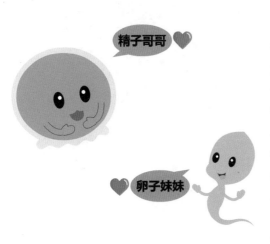

精子哥哥

卵子妹妹

阻碍精子在女性生殖道运行的因素：宫颈因素性不孕、女性免疫不孕、男性免疫不育。

人工受精，也叫体外受精，俗称试管婴儿，与人工授精一字之差，却与其有本质的区别，指将患者夫妇的卵子与精子取出于体外，培养皿内受精，发育成胚胎后移植入患者宫腔内。做试管婴儿的患者需经历促排卵、穿刺取卵、体外受精、胚胎移植四个过程。

路不通致"牛郎织女"无法见面。

输卵管因素：比如输卵管炎、输卵管梗阻等。

子宫内膜异位症——一个令全世界都讨厌的疾病，经药物和手术治疗失败者可行试管婴儿治疗。

卵子成熟以及排出障碍。

"小蝌蚪"稀缺无法施行 IUI 者。

严重少弱畸精子症，或少弱精子症经 IUI 治疗失败者。

原因不明性不孕症（生殖医生比您更想知道导致不孕的原因，也许他们只是为了夫妻双方不再相互埋怨，给了这个最适合的名词"不明原因"，以平息双方……哈哈哈）。

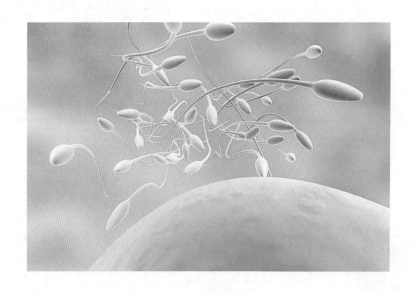

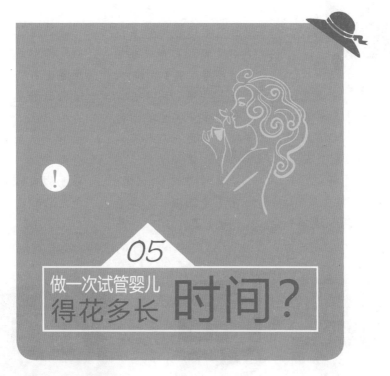

05
做一次试管婴儿 得花多长 时间？

精子先生的世界里，又要举行一次马拉松比赛

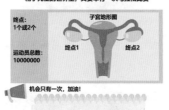

终点：
1个或2个

子宫地形图

运动员总数：
10000000

终点1   终点2

机会只有一次，加油！

"冠军"只有一个，其他小兄弟就只能是当"陪跑者"了。

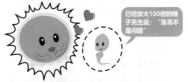

已经放大100倍的精子先生说："身高不是问题"

其实，看似简单的怀孕并不是一件容易的事情，许多因素都可能导致不孕。

话说，精子世界里一场残酷的竞赛要悄悄地举行了……

然而，绝大多数人的精子和卵子在体内可以相遇受精、完成着床，可以自己怀孕，但有部分人可能有各种原因导致无法自己怀孕。这些不孕症患者中可能有一部分人需要通过试管婴儿技术来获得一个健康的孩子。是的，爱德华兹改变了他们的生活。爱德华兹，试管婴儿的江湖上人称"试管婴儿之父"。

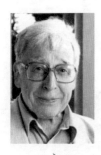

　　试管婴儿听起来高大上，其实现在这一技术非常成熟，在某些区级医院甚至都可以开展。首先，什么是试管婴儿？

　　试管婴儿是体外受精与胚胎移植（IVF-ET）及其衍生技术的简称，通过将不孕症患者夫妇的卵子和精子取出体外，在体外培养系统中受精，发育成胚胎后移植入患者宫腔内，让其种植以实现妊娠的技术。其主要治疗流程为促排卵、穿刺取卵、体外受精、胚胎移植等过程。1978年7月25日，人类首例试管婴儿路易斯·布朗（Louise Brown）以剖宫产的形式来到世间。后来她妈妈再次试管婴儿受孕，为她带来一个妹妹娜塔莉·布朗，娜塔莉·布朗是世界上第一个自然产子的试管婴儿，强有力的证明试管婴儿技术对人类生育力是没有影响的。施行试管婴儿的亲们不要有后顾之忧啦！

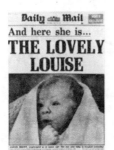
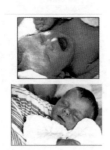

欢迎你，路易斯·布朗！

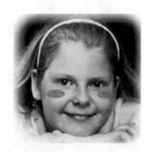

没错，这就是我，路易斯·布朗！

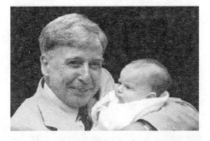

第一例试管婴儿缔造者爱德华兹·罗伯特与路易斯·布朗

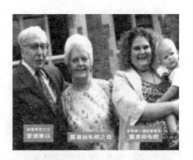

什么情况下需要做试管婴儿？

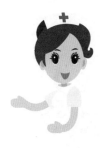

门诊就诊：
咨询
卵巢功能评估
精液检查
确定治疗方案
……

——个成功的妊娠就像一粒种子能成功发芽一样，离不开三个因素：高质量的种子（精子和卵子）；充满阳光、空气和水分的道路（通畅的输卵管及其内在环境）；肥沃的土壤（子宫内膜），如果其中一项异常就可能需要试管婴儿。首先，需要与医生充分沟通交流，让他们评估你们的情况，决定是否进行试管婴儿治疗。

总结起来，有以下情况需要进行试管婴儿治疗：

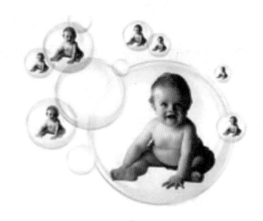

女方因各种因素导致的配子运输障碍
排卵障碍
子宫内膜异位症
男方少、弱、畸形精子症
不明原因不育
免疫性不孕

试管婴儿简要流程

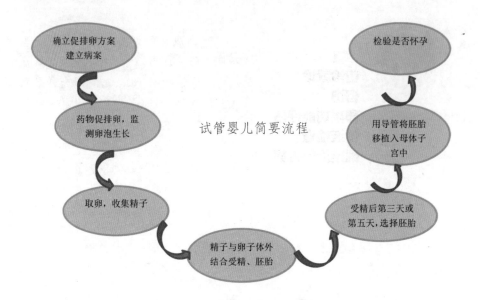

试管婴儿简要流程

- 确立促排卵方案建立病案
- 药物促排卵，监测卵泡生长
- 取卵，收集精子
- 精子与卵子体外结合受精、胚胎
- 受精后第三天或第五天，选择胚胎
- 用导管将胚胎移植入母体子宫中
- 检验是否怀孕

在准备进行试管婴儿治疗之前，要进行哪些相关检查？

女方检查项目
- 甲状腺功能全套
- 血常规＋血型、尿常规
- 乙肝全套、HIV、梅毒、TORCH
- 肝肾功能、凝血功能
- 月经干净后3天（忌性生活3天）查白带常规＋支原体、衣原体、淋球菌及宫颈刷片，子宫输卵管碘油造影检查
- 染色体

男方检查项目
- 精液常规（如结果异常需要复查2~3次），如果男方为无精症，则需行精液离心沉淀找精子，才能确认
- 染色体及性激素
- 常规抽血查HIV、梅毒、乙肝全套、支原体、衣原体、淋球菌
- 特殊检查：精子DNA碎片率、精子顶体反应、精子穿透试验、Y染色体微缺失等

　　各项检查结果无异常，方可进入助孕治疗计划，如有异常，先要咨询医生进行处理。

如果你符合试管婴儿的条件，建病历、备各种检查结果等档案

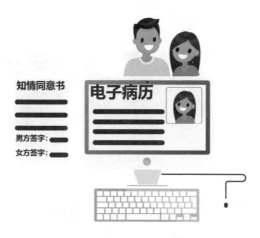

促卵泡发育、监测排卵

·选择合适的促排卵方案和药物

常用的促排卵药：克罗米芬（CC）；来曲唑（LE）；促性腺激素（Gn），其中包括卵泡生成素（FSH）、黄体生成素（LH）、绒促性素（HCG）和尿促素（HMG）。

注射药

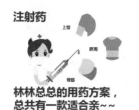

林林总总的用药方案，总共有一款适合亲~~

当然啦，准确的用药离不开定期的检测

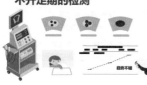

·监测内分泌激素水平

·B超监测卵泡大小

·一般需要10天左右时间（这个期间由于卵泡增长迅速，你可能需要每天来医院监测，合理安排好时间哦！）

·HCG注射——诱发卵母细胞的最后成熟和触发排卵

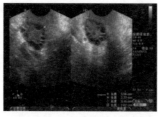

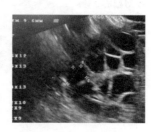

取卵、取精

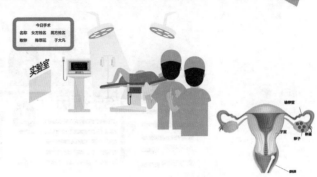

经 阴道 B 超下取卵
·穿刺获得的卵泡液立即送到实验室捡取卵子
·取卵同时安排丈夫取精

体外受精和胚胎培养

加精：让卵子和精子共处一室培养感情

如果精子数量不够或功能不够好的情况下，只能将单个精子直接注入卵子内部完成受精，这就是传说中的第二

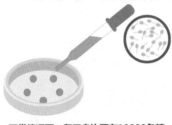

正常情况下，卵子身边要有10000条精子才能保证正常受精哦

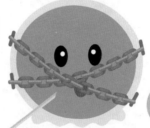

代试管婴儿技术，这样虽然精子是坐火箭到达目的地，卵子"小姐"可受大"委屈"了

受精后数小时

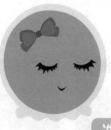

哎呀，人家都不好意思了啦~~~

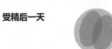

受精后一天

受精后2天

受精后3天

……培养还远没结束……
此处省略10000字
在女方情况允许的前提下，第三天的胚胎就可以回到子宫里啦

翠花，看一下，你今天要移植的胚胎就是这个样子的

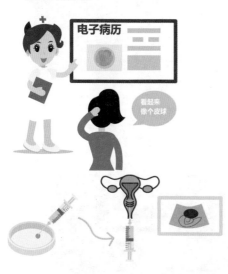

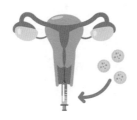

卫生部规定（医生必须执行的，再不要跟医生提要求要多放几个胚胎了！）

·35 岁以下第一周期只能移植2 个胚胎

·35 岁以上或 35 岁以下、多个周期治疗失败可移植 3 个胚胎

目前为了避免多胎妊娠，武汉大学中南医院生殖医学中心最多移植 2 枚胚胎。

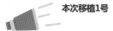

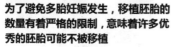

为了避免多胎妊娠发生，移植胚胎的数量有着严格的限制，意味着许多优秀的胚胎可能不被移植

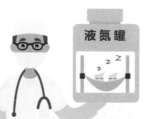

别伤心了，快到罐里来，下次移植的时候我会及时通知你们的！

在患者前次移植失败或有再生育计划时，冷冻的胚胎就闪亮登场。

由于在促排卵下多使用降调节，停药后垂体分泌促性腺激素的能力未能迅速从降调节中恢复，因而一般在移植胚胎后需要进行黄体期的支持。

常用黄体支持药物

·孕激素类药物：黄体酮、地屈孕酮

·雌二醇：戊酸雌二醇（补佳乐）、17β 雌二醇等

·HCG：绒促性素

妊娠确定

·胚胎移植后 14 天左右确立生化妊娠

·胚胎移植后 28 天左右 B 超看见妊娠囊确立临床妊娠

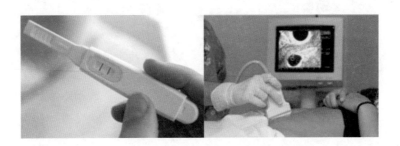

试管婴儿新鲜周期整个过程需要一个半月左右的时间。如不符合新鲜胚胎移植或移植新鲜胚胎未妊娠成功，可下个月或者休息后间隔几月后进行冷冻胚胎移植，如没有冷冻胚胎而进行再次试管婴儿方案，"一般建议"（因为还有在取卵后继续黄体期促排的）根据上次促排卵方案决定后续治疗时间。

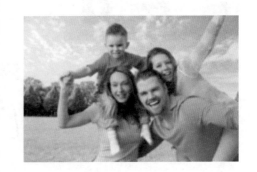

大家可以根据这个流程来安排自己的就诊时间，安排好工作，与医生充分沟通与交流，得到满意的结果。

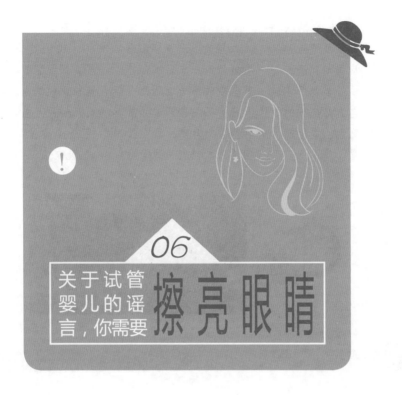

06

关于试管
婴儿的谣
言，你需要 **擦亮眼睛**

全面二孩政策的放开，给不少家庭都带来了新的希望，想要再生一个宝宝。特别是40岁以上的高龄夫妻，渴望能抓住最后的机会。一时间各大医院高龄夫妇尝试试管二孩成堆，年龄最大的甚至到了59岁。

通过对试管婴儿的了解，越来越多对试管婴儿抱有偏见的朋友，逐渐放下了成见。因为了解，所以接纳。然而这项技术被人们接受的同时，谣言也在普通民众中悄然滋生，比如……

做试管婴儿必须剖宫产

很多准爸妈认为试管婴儿来之不易，很珍贵，应当剖宫产，实际上做试管婴儿怀孕后的妈妈与自然怀孕的没有什么区别，在生产方式上亦是如此。

对于那些胎儿过大、胎位不正、孕妇患有妊娠期并发症或合并某些疾病不适合顺产以及产力不足、产道异常等需要剖宫产，没有任何临床数据表明试管婴儿一定要行剖宫产。

我们建议做试管婴儿怀孕后的准妈妈们前往正规的医院产科进行产检及产前评估，共同选择最佳的生产方式，让宝宝安全"着陆"。

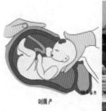

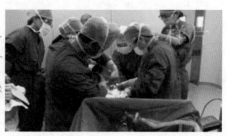

试管婴儿移植后需要天天卧床

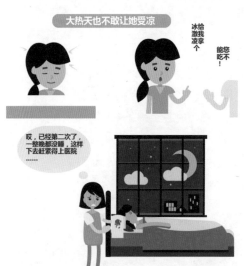

很多准妈妈为了"安全起见"，在试管婴儿移植术后日夜卧床休养，实际上据我们观察、调查研究发现胚胎移植术后卧床休息与否不影响妊娠成功率。

绝大多数中心的研究结果均表明移植后卧床休息时间长短与试管婴儿成功率没有联系。您可能会听很多人说自己长期卧床最终顺利怀孕了，怀孕是有可能的，但是长期卧床不会提高怀孕的成功率。

吃柚子长内膜

美国研究人员发现"柚子可以提高体内雌激素"，于是这条信息让准爸妈们趋之若鹜，雌激素和内膜生长有一定关系，但决定内膜生长的因素还有炎症、损伤、内分泌、心理及不明原因，绝对不是吃柚子就可以长出内膜。

"吃苹果减内膜"的说法更夸张，翻看所有促排卵、促进内膜生长的相关药物，其成分都是经过一系列化学反应、生物合成等高大上技术精密提炼而出，没有一个是从柚子、苹果等食物里面提取的。换个角度想：如果真有这办法，那么医生何苦费尽心思设计治疗方案、搭配药物呢？直接安排吃水果进行调控就是了。类似的吃猪蹄长内膜，吃某某长内膜的问题就不再一一概述了，准妈妈们如果将来又遇到某种神奇食物，一定要理智选择，换个角度思考。

试管婴儿宝宝一定没有出生缺陷

试管婴儿治疗中，无论是使用自精、自卵还是供精、供卵的准爸妈们，他们的宝宝与自然受孕获得的宝宝在优生率和出生缺陷率方面在多数情况下几乎是相同的。试管婴儿是实现孕育的重要方式，但在整个孕育过程来看它只是第一步。在确定怀孕后到正规医院进行定期、全面的孕期检查与筛查尤为重要，从这个角度出发，试管助孕能够降低出生缺陷的发生率！

在自然界中，有很多未知因素困扰着我们，让我们无法百分百避免出生缺陷，但是可以肯定的是，我们做的越多，悲剧发生的概率就越低！

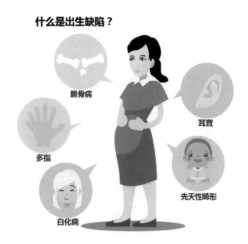

什么是出生缺陷？

脆骨病

耳聋

多指

先天性畸形

白化病

促排卵会让准妈提前衰老

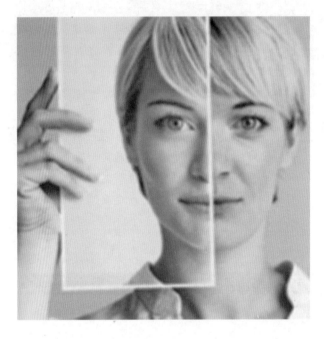

复始……

促排卵药物挽救了那些本该消失的卵泡，把他们共同列入生长的队伍，促使它们也成长为成熟的卵泡，继而尽可能帮助准妈获得更多的卵子。促排卵药物挽救卵泡的同时，并不会干扰其他沉睡的卵泡，因此促排卵不会"提前掏空"卵巢。截至目前观察，使用促排卵人群也尚未发现衰老加速等情况。

准妈妈们往往担心试管婴儿治疗中促排卵药物的应用，一次性促出多个卵泡的方法会影响卵巢功能、引起提前衰老。其实不会的！

正常女性出生时卵巢内最初的卵泡数目就固定了，随着月经的来潮，一批批卵泡逐渐被唤醒。在月经初期卵巢会出现不同数量的基础卵泡，在自然状态下随时间推移，只有一个卵泡发育成成熟卵泡，然后排卵，其他的基础卵泡将进入自行退化闭锁阶段，成为陪衬最终自己消失（医学上称为凋亡）。当下次月经来潮时，另一批卵泡将苏醒并开始成长，如此周而

做试管可以多放几个胚胎

有的准爸妈认为移植时放入胚胎数量越多越好，其实不然，"多"反而会带来巨大的风险及不良后果。按照我国卫生计生委规定，通常做试管婴儿的准妈移植时会放入 1~2 枚胚胎，不会选择放入 3 个及以上，因为单胎才是优生优育的前提，子宫最适宜 1 个宝宝生长，它的空间、营养、养分、血液都相对充足。宝宝数量增多不符合人类生殖生理，资源被瓜分，也带来更高的妊娠期并发症和产儿疾病风险，可能导致宝宝体重低、早产、流产、胎儿宫内发育迟缓等概率增加；对于孕妈来说胎膜早破、妊娠期高血压疾病等风险发生。

所以说单胎最好，双胎也行，三个及以上嘛！还是不要想啦。为了获得多胞胎而进行试管婴儿，是不可取的。试管婴儿怀孕多胎，最后要根据准妈的实际情况来确定是否减胎，因为单胎妊娠是最安全的。

即便新闻上偶尔有报道生 4~5 胞胎的，准爸妈也没必要羡慕和效仿，因为这些宝宝多会早产且低体重，没有很好的新生儿监护是无法保证存活下来的。只有罕见事件才够格上头条，上了头条也不见得是好事情，咱们还是过普通人的日子，安安稳稳保母婴健康最重要！

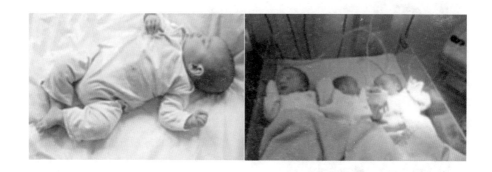

做试管能选择男女

有的准爸妈咨询做试管婴儿时能否选择性别，现在技术上可以通过筛查胚胎染色体来观察性别。但目前我国的国情、政策只允许极少数遗传病患者选择该方式，因此普通人做试管婴儿不可以选择性别，因为按常规卵子和精子的结合是随机的，这样更符合自然规律，不能任由人们自己挑选。所以，准爸妈与其把关注度放在性别问题上，倒不如做好优生优育，生一个健康的宝宝才是重中之重。

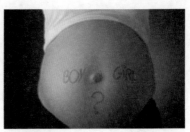

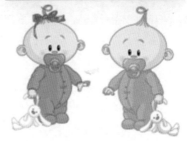

做试管没法上班，几乎天天请假

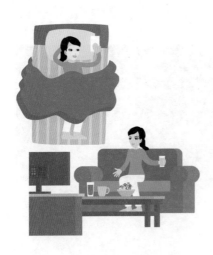

对于上班族的准爸妈来说做试管不怕别的，就怕天天请假影响了工作事业的发展。其实做试管没那么麻烦，一般准爸来院就诊 3~4 次即可，准妈 7~10 次，而且是分配到 2~3 个月的准备和治疗中，前几次来院就诊时间准爸妈自主权比较大，能根据自己情况安排，而且可以提前预约就诊。做好时间规划后，大多数准爸妈仅用半天时间就可顺利完成当日就诊和检查，只有临近取卵时准妈需要在医院或者医院附近居住 3~5 天后方可离开，平时上班、玩耍、聚会一点都不耽误（只要不是太剧烈、过度劳累的运动就好）。

♥ 试管宝宝智力和健康不如自然怀孕的

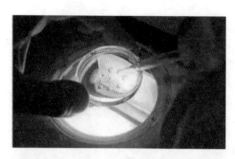

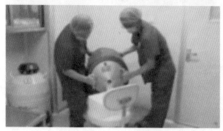

不少准爸妈担心通过试管婴儿技术出生的宝宝是"非常规婴儿"，比自然怀孕的宝宝柔弱。实际上经过近40年的发展，全世界已诞下600万试管婴儿宝宝，1978年最早诞生的试管婴儿路易斯·布朗也诞下了自己健康的宝宝。医学专家们通过较大规模的追踪调查及研究均证实了：通过试管婴儿技术出生的宝宝与自然受孕出生的宝宝在出生缺陷及以后的心智发育上并无显著性差异。正因如此，第一例试管婴儿的缔造者罗伯特·爱德华兹在完成第一例试管婴儿32年后获得诺贝尔医学和生理学奖，准爸妈们在这个问题上大可以放心。

♥ 冻融胚胎移植成功率小于新鲜胚胎

由于胚胎冷冻技术发展迅速，目前已经非常成熟而且稳定，冻胚和鲜胚的移植成功率基本一致。至于选择哪种方式移植胚胎，并不是冻胚的质量比鲜胚好，而是因为患者的子宫和激素环境在获得鲜胚时，通常不适于移植（按照个人身体状况而定）。例如有的患者在诱发排卵的过程中因为药物作用会造成卵巢肿大，严重时还会出现胸腔腹腔积液，这就是卵巢过度刺激综合征（OHSS），一旦怀孕会加剧OHSS病情，甚至危及患者生命，这种情况下也是不适合新鲜胚胎移植的。有些患者激素水平低或子宫内膜不够厚，先把胚胎冷冻保存，待激素和子宫的状态良好后再进行移植。

现在你清楚了解到这些近年来最为多见、甚至是害人不浅的谣言和误区，希望以后不会中招了！

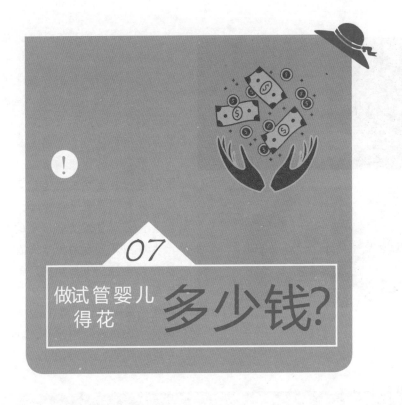

07

做试管婴儿
得花 **多少钱?**

提起做试管婴儿，很多人都会咋舌，在大多数人的想象里，一个试管婴儿没有十几二十万是做不下来的。但实际上，试管婴儿技术在我国开展近 30 年，其费用的绝对增长并没有像物价、房价增长那么多，20 年前的 2 万 ~3 万元差不多可以付一个房子的首付。目前在我国进行每一周期"试管婴儿"的总体费用仍为 2 万 ~3 万元。但对于不孕症等治疗，由于不属于国家公费医疗费用范畴，所以费用是不能报销的。对一个家庭来说，尤其是经历过失败需要反复治疗的夫妇，这也是一笔不小的开支。

在了解如何降低试管婴儿费用之前，下面跟大家分享一下试管婴儿费用主要花在哪。做一次试管婴儿费用主要分以下三部分：

总费用＝化验、检查费用＋药物费用＋实验室费用（取卵、胚胎培养、胚胎移植及胚胎冷冻）

1.术前的检查

在进行试管婴儿治疗前，夫妇双方要进行术前检查，主要是排除一些不适合进行试管婴儿的疾病如传染性疾病和不适合女方怀孕的疾病比如心脏病、肝炎等，这笔花费在1000~2000元左右。

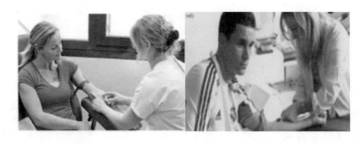

2.试管婴儿的药费

试管婴儿需要通过药物促排卵后取出女方的卵子，所以一般要使用20~40支甚至更多的促排卵药物，再加上前面使用的降调节药物费用，总共需要9000~15000元左右。

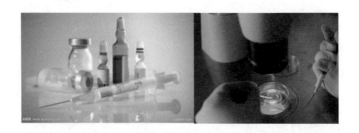

3.取卵、移植手术及实验室费用

试管婴儿的取卵、胚胎培养、胚胎移植费用，如有多余的良好胚胎要进行冷冻保存，大约在10000元。如进行单精子注射(ICSI)要再加4000元左右。

这样，三部分的费用总共在2万~3万元。另外，根据用药的不同，所采取的技术不同，价格上也会有所变化。

怎样降低试管婴儿的花费

医院选择很关键

根据自己的具体情况，选择一家正规的医院做试管婴儿是最为关键的。特别要注意医院是否取得国家开展辅助生殖技术资质，收费是否透明、公平、合理。可以就近就医，因为往来的交通住宿等费用也是一笔不小的开支。信誉好，医德高尚，收费合理的三甲医院一般都是较好的选择。

选择成功率高的医院

这是节省费用的重要因素之一，在同一个城市或同一个区域，选择一家成功率相对高的医院。不过需要注意的是，不要随意听信广告宣传100%成功生子的保证，因为怀孕是个复杂的过程，没有任何专业医生会说百分百一次成功生子的。

选择值得信赖的医生

医生的责任心、技术水平在试管婴儿周期中起到非常重要的作用。选择好的医生，对试管婴儿成功率提升也有很大作用，这也是一种降低费用的方式。

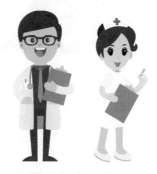

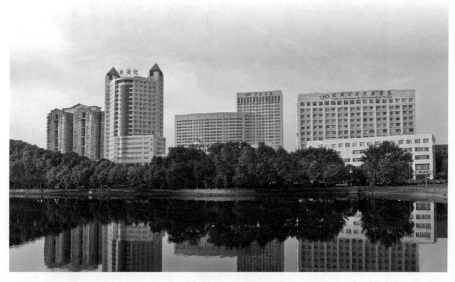

年龄是试管婴儿成功与否的关键因素，特别是女性，年龄越大，卵巢功能越差，试管婴儿成功率也就越低，花费自然也就越大。

积极配合医生

接受试管婴儿治疗期间，医生会根据夫妻双方的情况制定不同的方案。遵医嘱，按时按量服药，准时到医院检查。不应听信别人网络或病友的成功方法，私自改变用药或服用其他不在医嘱内的药物。

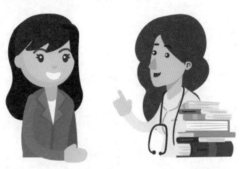

做好准备工作

试管婴儿和普通怀孕一样需要夫妻双方进行一定准备，遵从医嘱、积极配合医生、戒烟戒酒、规律作息、适当运动、调整心态，这都是十分重要的。

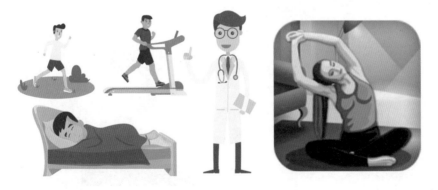

试管婴儿过程中，由于促排卵的药物费用较高，卵子受精、胚胎发育所需外界条件高，所以做一例试管婴儿的费用也相对较高。因此，女性朋友们要注意专家的解答，在保障安全的前提下，合理减少其费用。

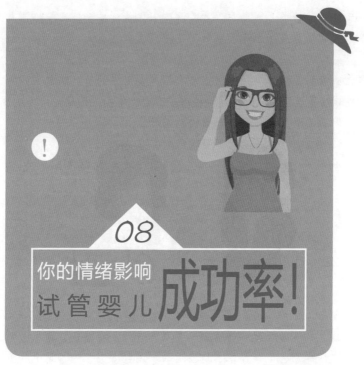

08

你的情绪影响试管婴儿成功率！

最近三十年，辅助生殖技术得到快速发展，试管婴儿助孕技术已经走在了医学的前沿，成为不孕不育夫妇治疗的最终选择。从第一例试管婴儿出生到现在全世界已经有近600万试管婴儿诞生，为无数的不孕不育家庭送来了宝宝，让他们迎来幸福。

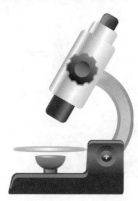

其实，试管婴儿治疗不仅仅是一场怀孕生子的过程，更是一段特别的身体和心灵成长旅程，走在试管婴儿治疗的道路上，准爸准妈们的隐私顾虑、情绪好坏、精神、身体和经济的负担，都让打算做试管婴儿的患者们独自承受着难言的心理压力。

很多患者在接受"试管婴儿"技术治疗的时候，心情都很压抑，精神高度紧张，这些情绪给试管婴儿的治疗和成功带来一些负面的影响。

众所周知，处于高度心理压力状态下可能会影响女性的内分泌功能，使血管长期处于收缩状态，可能影响子宫和卵巢的血液供应，妨碍卵泡的发育，影响卵子的质量。同时神经系统紧张也会使一些神经介质分泌出现异常，造成子宫收缩或蠕动功能紊乱，使胚胎不能顺利着床，导致治疗失败。

而且处于精神高度紧张的人也很容易情绪激动，脾气相对也比较暴躁，容易产生焦虑，个人睡眠质量也不好，食欲下降，严重者更会使身体负担加重，这种过度的紧张对于治疗没有益处，很大程度上也会影响做试管婴儿成功率。那么，如何缓解甚至避免紧张情绪呢？

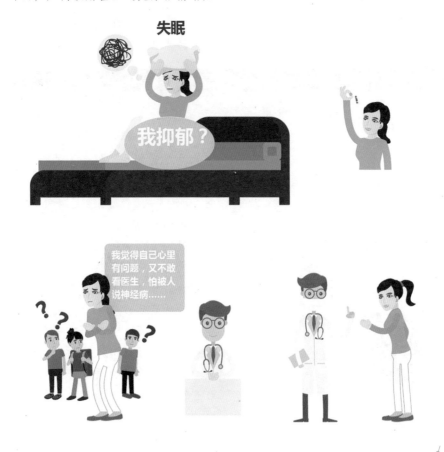

自我调整心态

（1）调整好自己的角色，做到积极配合，执行好医生护士安排的事项，由医生操心的事交给医生来处理，做到拿得起放得下，这样才能睡得安稳。

（2）正确认识"试管婴儿"的成功率，尽量不要对结局过于关注，患得患失。

（3）对于"试管婴儿"的长期治疗，要以乐观的心态对待，稳定的情绪能弥补药物的不足，为最终实现目标保驾护航。

（4）正确看待别人做"试管婴儿"的成功或失败，不能完全复制到自己身上。

大家好！我叫不紧张！

多培养兴趣爱好

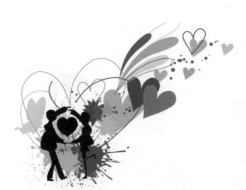

转移注意力。在"试管婴儿"技术治疗过程中，很多人选择了一心一意进行治疗而放弃了工作、学习、生活，一门心思扑在这件事情上，最后导致自己压力巨大。

事实上，做一些力所能及的事情，反而更有利于放松心情，比如做较为轻松的工作或家务，读书看报，听听音乐，与伴侣交流心情都是不错的选择。让自己有一个兴趣爱好，做些轻松的娱乐活动，适当地分散注意力，避免过度关注治疗过程而焦虑不安，这样保持乐观的精神状态。

多与医生沟通交流

（1）多与医生沟通交流，可以了解自身更多的情况。

（2）勿与其他患者相互攀比：远离负性情绪及负能量人群，每个人的情况各有不同，切忌相互之间在一知半解的情况下过度交流、进行比较后对自身条件与治疗方案心存疑虑，增加不必要的心理负担。

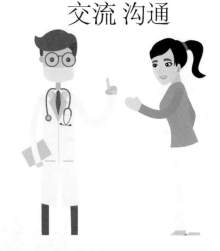

交流 沟通

夫妻相互鼓励

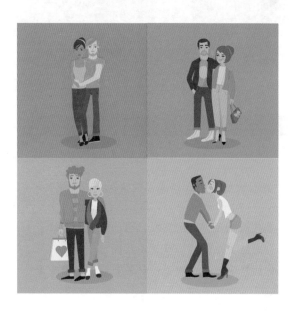

（1）丈夫要主动关心、体贴妻子，共同分担苦乐，尽可能地陪伴妻子就医检查，或详细询问检查结果，不要提出对孩子性别的过分要求，体会妻子的艰辛，承担起作为一个丈夫和父亲的责任。

（2）夫妻之间相互鼓励，增加信心，不相互埋怨、相互责备。

和有相同做试管经历并已成功的、心态乐观的姐妹一起交流，获取经验，或与正在接受治疗的、心态乐观的姐妹一起治疗，相互鼓励。

试管路上会有很多疑问和担忧，和这条路上心态乐观的姐妹一起交流一起治疗，会让你充满前进的力量，感觉自己并不孤单，也能获取不少经验，少走弯路。

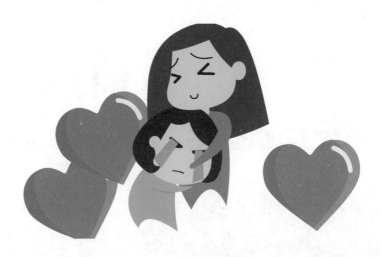

保持治疗的私密性

建议大家在治疗过程中，只让少数亲人知道你的情况。成功以后，再选择性地告诉大家。

虽然"试管婴儿"治疗不是什么见不得人的隐私，但如果让太多的亲戚朋友知道，他们出于关心，会时常关注你的治疗进展及成功与否。你不得不花时间和心情向他们解释你的情况，这个叙说的过程会给自己带来无形的压力。

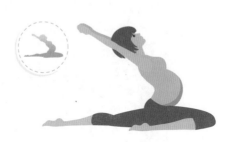

在治疗过程中可以选择一些自然疗法。如针灸、瑜伽、冥想等，可以帮助你舒缓压力、放松心情，从生理调节内分泌和心理减压角度都能起到良好作用。

建议正在接受人类辅助生殖技术治疗的朋友们，一定要清楚试管婴儿治疗过程中情绪的重要性，不要过分紧张，提醒自己时刻保持乐观愉悦的健康心态。放松身心，积极乐观地面对治疗，这能有助于试管婴儿成功，好"孕"自然来，也更有可能拥有属于自己的健康可爱的孩子。

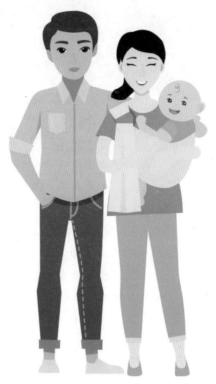

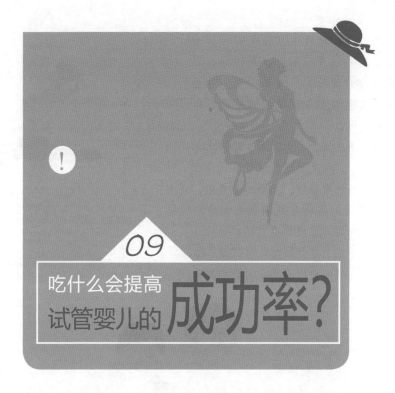

09

吃什么会提高
试管婴儿的 **成功率?**

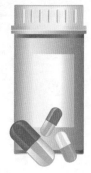

如何提高试管婴儿成功率是每个生殖医生和患者最为关注的问题，作为吃货大国的中国，做试管婴儿的女性更是想尽各种办法关注吃什么可以提高怀孕率。各种"偏方"和"传说"遍地都是，也让人无所适从。有的人各种补，有的人各种"忌口"，甚至有人把某些食物当成怀上孩子的救命稻草。今天和大家一起来看看这方面最新的流行病学研究进展。

想怀孕的女性多吃奶制品有益

　　一项哈佛大学的研究主要针对女性的饮食习惯与成功辅助生殖技术（ART）结局的关系。结果发现，奶制品摄入高的女性，似乎拥有更高的辅助妊娠后活产率，该研究结果发表在权威杂志 *Human Reproduction* 上。奶制品包括奶酪、奶油、牛乳、冰淇淋和酸奶，每日摄入大于3份以上奶制品的妇女比摄入小于1份的女性活产率高21%，这种关系在35岁以上的女性中更明显。而且无论奶制品是否高脂或低脂，结果依然一样。但奶制品的摄入与其他辅助生殖技术结局，如受精率、胚胎质量等无关。研究人员指出，基于既往研究指出乳糖摄入似乎对生育能力有害，因此本次在人群中发现这一关系是出乎意料的。

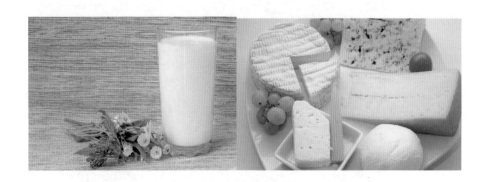

男性多吃鸡肉可能有益

近日，哈佛大学的另一项前瞻性研究发现男性摄入的禽类蛋白含量与成功的辅助生殖技术结局有关。该研究发表于世界权威杂志 *Fertility & Sterility* 上，研究人员获取了 2007 年至 2014 年间 141 名男性的饮食资料，他们的女性伴侣均接受过辅助妊娠生殖技术治疗。

结果发现，男性的禽类蛋白质摄入与辅助生殖技术受精率显著成正相关，而腌制肉类的摄入与传统体外受精的受精率成负相关。但这些蛋白摄入均与体外受精胚胎植入率、临床妊娠率与活产率无关。研究人员指出，虽然该研究目前没有生物学原理支持，但却是第一项发现男性饮食习惯与辅助妊娠结果的研究。

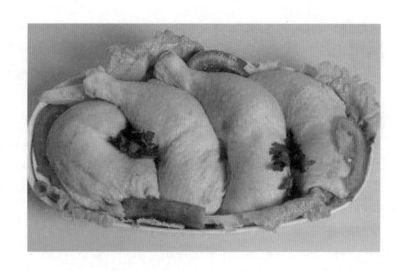

吃深海鱼有益无害

澳大利亚的研究人员进行过一项研究，针对超重肥胖并接受辅助生殖技术治疗的女性，结果发现，多不饱和脂肪酸的摄入可以明显提高辅助生殖技术成功率，那些成功怀孕者每日摄入多不饱和脂肪酸量明显升高，尤其是omega-6多不饱和脂肪酸和亚油酸的摄入与妊娠密切相关，而脂肪酸摄入与活产率无关。研究结论指出，适当地增加饮食中多不饱和脂肪酸摄入的比例，可能会提高辅助生殖技术的成功率。

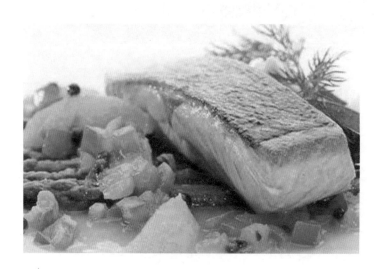

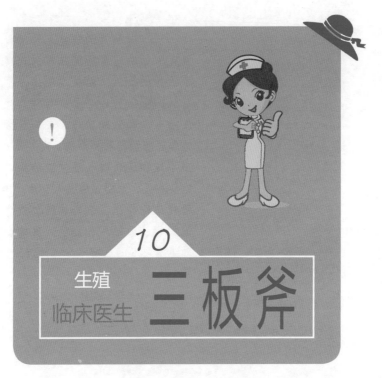

10

生殖

临床医生 **三板斧**

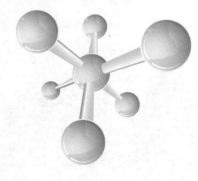

监测排卵、诱发排卵和超促排卵是生殖医生帮助就诊者怀孕的"三板斧"，这三种助孕方式有着检查、药物、提高怀孕概率方式和应用等不同，快来一起看看吧！

监测卵泡、诱发排卵、超促排卵

方法	监测卵泡	诱发排卵	超促排卵
检查	阴道B超	阴道B超和抽血	阴道B超和抽血
提高怀孕概率的方式	不用药物动态观察	口服加或不加注射增加排卵个数、精准指导	注射、口服加注射取卵取精，体外受精1~3枚胚胎移植
应用	自然怀孕	自然怀孕或人工授精助孕	试管婴儿助孕

什么是监测排卵？

监测排卵是用阴道B超监测卵泡生长发育及成熟的动态过程，目的是精确指导同房时间，提高怀孕概率。

具体过程

在月经的第8~10天开始做阴道B超监测卵泡大小，之后隔2~3天再行阴道B超，一直监测到卵泡直径达1.8~2.0cm，子宫内膜在1.0cm左右时，指导同房（隔日同房），行B超检查。如果优势卵泡消失，14天后即可自测尿早孕试纸，只会有两种结局：一是月经来潮，二是怀孕。监测排卵大多适用于月经不规律，找不准排卵期，但能正常排卵的女性。

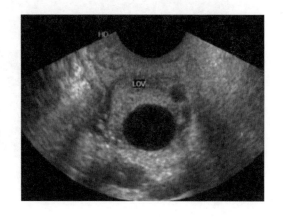

诱发排卵是使用药物诱导卵巢排卵，使单个或几个卵泡发育，目的是增加排卵数，以提高怀孕概率。

具体过程：月经的3~5天来中心口服克罗米芬或来曲唑5天后，做B超决定是否打HMG（注射用尿促性素）继续促排，之后根据卵泡增长的速度调整HMG的用量，直到卵泡直径长到1.8~2.0 cm，内膜在1.0cm左右时，注射HCG（注射用绒促性素)后32~36小时排卵，医生指导同房时间，2天后再做B超看卵泡是否排出，若卵巢已经排卵，14天后测尿查早孕，如果怀孕了，到院咨询保胎事宜，没有怀孕等来月经2~4天再行促卵泡。

诱发排卵多用于月经不规律，排卵障碍（卵泡不能自行发育成熟并排出）的就诊者，可用于普通诱发排卵自然怀孕和人工授精助孕。

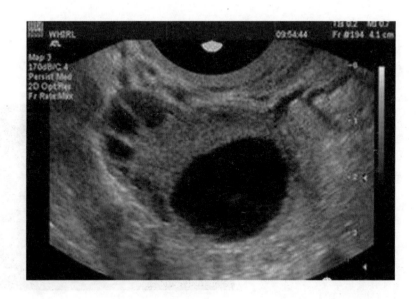

什么是超促排卵？

超促排卵是利用了一个月经周期中的一批卵都具有发育潜能的特点，在自然月经周期中，这批卵泡只有一到两个发育成熟排卵，其余的凋亡被吸收。如果外源性给予足够支持所有卵泡发育的促卵泡生成素，打破它们的竞争，促使一批卵子同时发育成熟，避免这些卵子由于得不到足够的卵泡生成素而凋亡。

具体过程（现以长方案为例）

排卵后7天开始注射GnRH-a（如达必佳）降调节。达必佳用药14天左右，Gn和性激素处于低水平、卵泡发育停滞，即"降调"使垂体脱敏以达到"药物性垂体－卵巢去势"，就可以使用促排卵药（果纳芬）开始启动卵泡生长，一般是注射5天后回医院做阴道B超，监测卵泡发育情况，抽血查内分泌，根据B超和查血结果，对使用药物的类型、剂量、使用时间等做具体的调整，之后隔日或每天复查血激素值和B超监测卵泡发育状况，一般促排卵的时间在10天左右。与此同时GnRH-a降调节继续使用，当多个优势卵泡同时生长发育并达到成熟或接近成熟时，就可以停用促排卵药，当晚注射绒促性素（HCG），34~36小时后取卵。

超促排卵是用于试管婴儿治疗的方案。

生殖临床医生每天按照患者的情况调整药物用法和用量，知道了这些你就知道怎么跟你的临床医生沟通了。

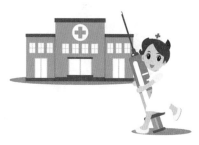

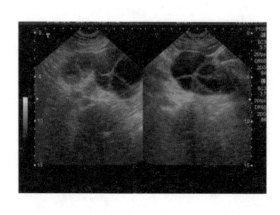

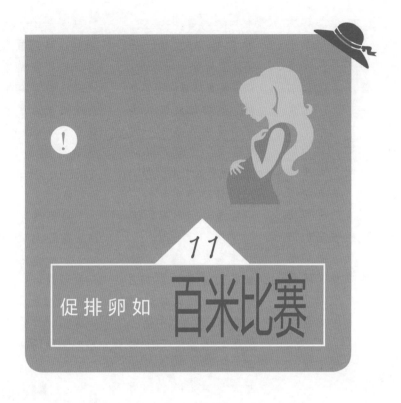

11

促排卵如 **百米比赛**

　　百米赛跑大家都有经历，但对试管婴儿的促排卵方案，却是十分陌生，现在通过一场"百米赛"来说一说试管婴儿促排卵方案中的经典长方案。在试管婴儿术前检查无异常，建完病历之后，就是试管婴儿的促排卵方案了，促排卵方案有长方案、短方案、拮抗剂方案、微刺激方案、温和方案、自然周期方案等等。这些方案分别适合不同的人群，其中长方案是目前控制性卵巢刺激中使用最普遍的方案。目前使用最多的是黄体中期长方案。

黄体中期是指排卵后 7 天（月经规律者），开始注射 GnRH-a（如达必佳）降调节。GnRH-a 的用药 5~7 天，垂体分泌的 LH 和 FSH 开始下降，14 天内降低到基础值以下，表现出来的效果是卵巢内的卵泡停止生长和发育。我们可以这样理解降调节，就像百米赛跑一样，降调节的作用是最好让卵泡站在同一起跑线上，不要有大小不一样整齐的卵泡。用药 14 天来生殖中心抽血和做 B 超，如果达到降调节的标准：$E2 \leqslant 50pg/ml$，$P \leqslant 1ng/ml$，$FSH \leqslant 5IU/L$，$LH \leqslant 5IU/L$，子宫内膜 $\leqslant 5mm$，即达到完全降调节。（GnRH-a 降调节的作用就相当于让运动员各就各位，都站在同一起跑线上一样）

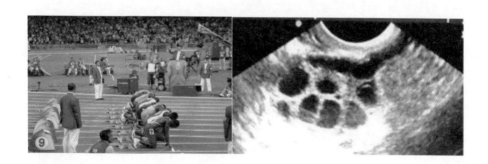

促卵泡生长药启动促排卵

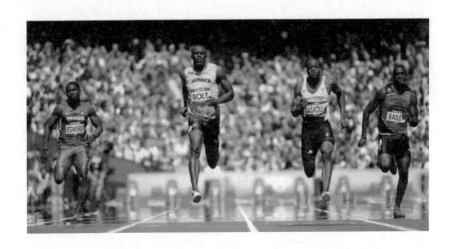

　　当达到完全降调时，就可以使用促卵泡生长药（Gn）开始启动卵泡生长，具体用量根据年龄、卵巢反应性、基础窦卵泡、体重指数（BMI）等因素综合考虑。作用是利用了一个月经周期一批卵子都具有发育潜能的特点，给予足够支持所有卵泡发育的药物，使原本要凋亡的卵泡继续生长，促使一批卵子同时发育成熟（促排卵就是挽救一批即将程序性走向凋亡的卵子）。一般促排卵的时间在 10 天左右。与此同时 GnRH-a 降调节继续使用，主要目的是抑制自然发生的 LH 峰（简单地说就是避免有些卵泡提早成熟而排卵）。可以这么比喻，促卵泡生长药启动促排卵就相当于发令枪一响，运动员争先恐后地向前冲刺一样。

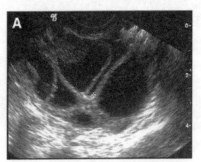

可在超声波中看到受排卵药物刺激的卵泡。
黑色圆状的区域为卵泡。

HCG 扳机排卵

　　促排卵生长药使多个优势卵泡同时生长发育并达到成熟或接近成熟时，就可以当晚注射 HCG 扳机，34~36 小时取卵。HCG 可以促进卵泡和卵母细胞的最终成熟、触发排卵、促进黄体的形成和黄体功能的维持。形象地说，HCG 扳机排卵就相当于运动员陆续撞红线，顺利完成比赛一样，享受成功的喜悦。

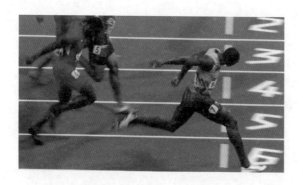

　　一场完美的百米比赛：起跑、中途加速及最后的冲刺等动作，连贯顺利，才能取得最后的胜利。正如促排卵方案中 GnRH-a 降调节、Gn 启动促排卵和 HCG 扳机排卵三个环节，环环相扣，才能得到这样漂亮的卵子，与试管婴儿的成败息息相关。

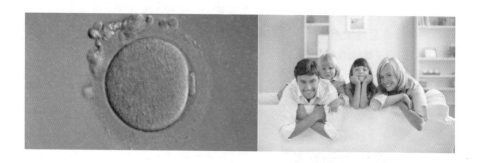

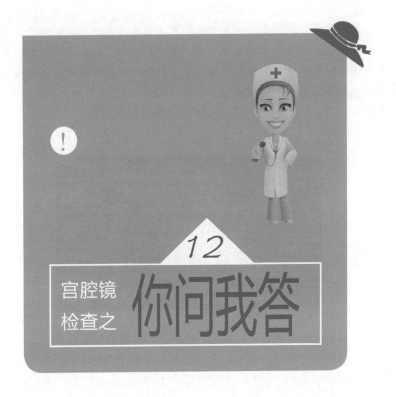

12

宫腔镜
检查之 你问我答

经常有门诊病人过来问"医生，超声提示宫内光团有什么问题？"、"医生，为什么我的胚胎质量很好，却总是不着床？"……

此时医生会建议患者做个宫腔镜检查了解宫腔有无异常。

那么问题来了……

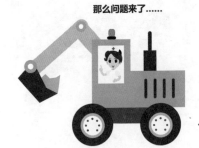

宫腔镜是个什么东东？哪些情况需要做？做宫腔镜的时候又需要注意些什么呢？好为人师的小编又忍不住给大家科普科普了，嘿嘿~

A：宫腔镜是一种光学仪器，用来做子宫腔的观察、诊断及治疗。其不仅能确定病灶存在的部位、大小、外观和范围，而且能对病灶表面的组织结构进行细致的观察，并在直视下取材或定位刮宫，大大提高了对宫腔内疾病诊断的准确性。

宫腔镜————不孕不育的"杀手之一"

宫腔镜是一种光学仪器，用来做子宫腔的观察、诊断及治疗

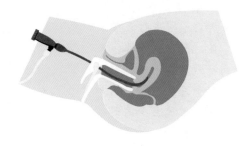

适用于：

优点： 直观、准确，不痛、不伤子宫。

异常子宫出血

黏膜下肌瘤 子宫内膜息肉

各种原因导致的 宫腔粘连

流产后胚胎组织 残留的治疗

宫内节育环 异常

不孕原因的诊断

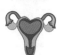

子宫畸形的 诊断及矫正

A：（1）绝经前及绝经后异常子宫出血；

（2）异常宫腔声像学所见（B超、子宫输卵管造影提示异常等）；

（3）不孕症、习惯性流产、反复着床失败等，了解有无子宫内膜息肉、宫腔粘连、宫腔畸形、子宫内膜炎等；

（4）宫腔镜手术后，行宫腔镜检查了解宫腔、内膜恢复情况，并对新形成的宫腔粘连实行分离；

（5）困难宫内节育器的取出。

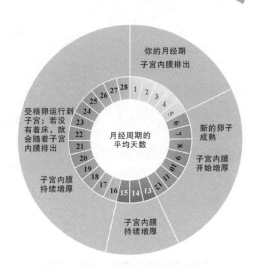

A：一般建议在月经干净后3~7天内不同房行宫腔镜检查术。此时子宫内膜薄，对于宫腔病变观察更清晰、判断更准确。对于月经期较长的患者，经期末阴道流血少的时候也可以行宫腔镜检查。

图中文字：
你的月经期
子宫内膜排出

新的卵子成熟
子宫内膜开始增厚

子宫内膜持续增厚

受精卵运行到子宫；若没有着床，就会随着子宫内膜排出

子宫内膜持续增厚

月经周期的平均天数

Q : 宫腔镜检查前术前需要行哪些检查？

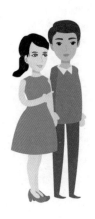

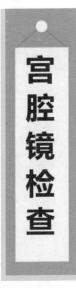

宫腔镜检查

A：常规需行白带检查，以了解生殖道有无炎症。生殖道炎症患者行宫腔镜检查易引起子宫内膜炎、盆腔炎等。

另外，要查血常规及心电图排除基础疾病。

A：如果单纯行宫腔镜检查，疼痛较轻微，绝大多数患者均可以忍受。且因手术创伤小，术后疼痛也很轻，一般术后不再需要止痛药。如果是宫腔镜下手术则需要麻醉。

说了这么多，大家是不是明白了一点点呢？如果还有不明白的地方，你可以到医院找医生详细询问，让我们陪你一起打败"不孕症"，给胚胎一片肥沃的土壤，让他们在这片沃土上生根发芽。

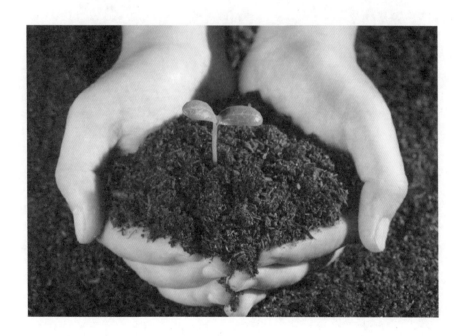

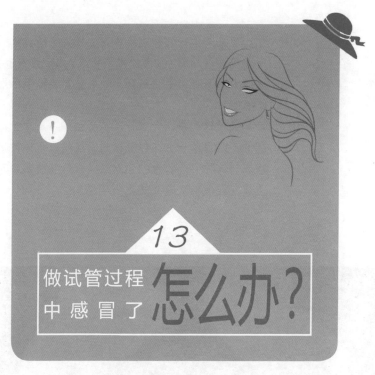

13

做试管过程中感冒了怎么办？

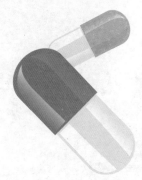

在试管婴儿助孕过程中，不少备孕妈妈会被突如其来的状况惊到，比如人人都可能犯、每个季节都可能有的感冒，那么，感冒会不会影响后续的治疗呢？做试管婴儿的过程中如果发生了感冒又应该怎么办呢？

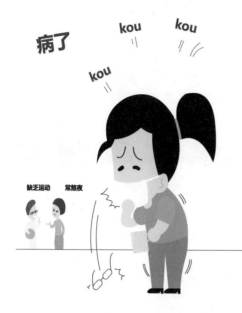

若在准备做试管前感冒发烧，应积极治疗感冒，不要急着开始促排卵，病毒感染可能影响促排卵效果和卵泡质量。一般需要先恢复健康，调理一段时间，等身心状态良好、病毒清除后，再开始促排卵。

促排卵时

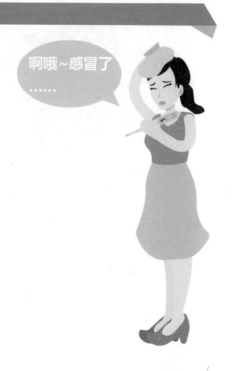

促排卵过程中感冒，如果体温不高于38℃，多喝水、多休息，退热后可正常取卵；如果体温高于38℃，应在医生指导下，选择安全的退热药；如果体温持续不退，建议酌情取消本取卵周期。

胚胎移植前感冒

移植胚胎前如果发生感冒，在体温低于37.5℃的情况下只需要多休息和饮水，可正常移植；体温高于37.5℃，且感冒症状明显，建议取消本周期的新鲜胚胎移植，将胚胎冷冻保存起来，等待感冒治愈，身体状态调整好后再考虑进行冻胚移植。

胚胎移植后感冒

移植后感冒处理类似于促排卵过程，但用药物更要小心。感冒本身对胎儿的作用现在并不清楚，如果准妈妈受到过病毒的感染，胎儿通常也会遭受到病毒的侵犯。而在感冒的治疗过程中，我们建议尽量多喝水、多休息。如果因为体温的升高选用了孕妇慎用或禁用的药物，在怀孕的前三个月有可能会使胎儿受到影响。如果在怀孕的中后期孕妇高烧不退有可能引起流产或早产。

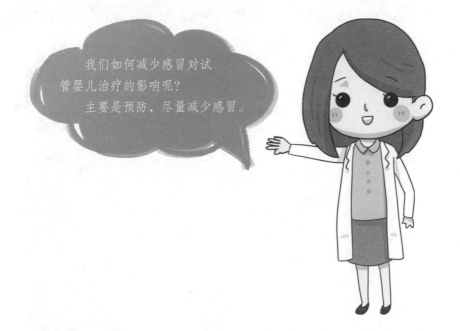

我们如何减少感冒对试管婴儿治疗的影响呢？
主要是预防，尽量减少感冒。

（1）注意居室通风：居室经常通风透气，不但可以让准备做试管婴儿的女性们远离呼吸道疾病，而且也让病菌无法滋生，否则可能会在不知不觉中降低自身抵抗力。

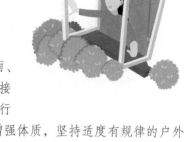

（2）加强自我防范意识：避免受凉、淋雨、过度疲劳；避免与感冒患者接触；避免脏手接触口、眼、鼻；注意防护，上呼吸道感染流行时应戴口罩；避免在人多的公共场合出入；增强体质，坚持适度有规律的户外运动。

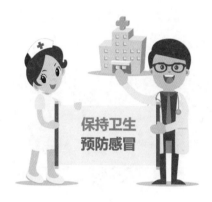

（3）多喝水，多吃蔬果：水可以加快体内循环，带走身上的病毒，对预防感冒和咽炎具有很好的效果；维生素C是体内有害物质过氧化物的清除剂，同时具有提高呼吸道纤毛运动和防御功能的作用；多吃富含维生素C的食物，如番茄、菜花、青椒、柑橘、草莓、猕猴桃、西瓜、葡萄等。

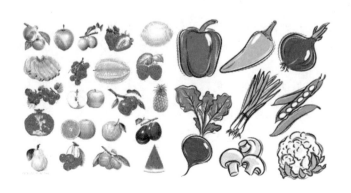

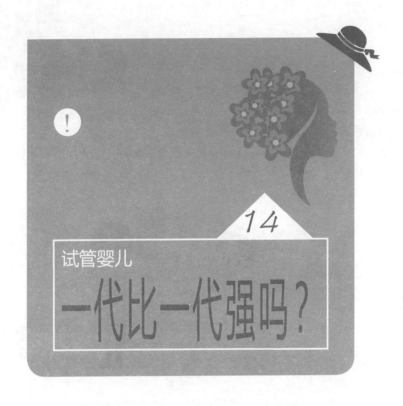

试管婴儿
一代比一代强吗？

14

准备做试管婴儿的患者，经常拉住医生问"我们可不可以不做第一代试管，做更先进的第二代或者第三代试管啊？"每当医生遇到这种问题往往哭笑不得，为什么呢？我们的患者认为，就像市面上的手机或电脑一样，试管婴儿也应该是一代更比一代好，技术一代更比一代强，但实际上答案却是否定的！因为我们通常说的三代试管婴儿并非技术水平的不同，而是技术方式的不同，针对不同的人群而已。

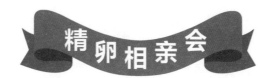

精卵相亲会

第一代和第二代的区别在于精子和卵子受精方式不一样，第一代就是我们常说的体外受精（IVF），即取出体外的精子和卵子在实验室培养皿中自然结合，最终形成胚胎的过程，可以通俗地理解为精子和卵子的"自由恋爱"。

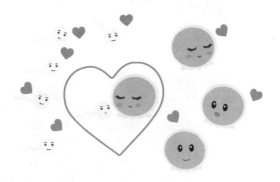

第二代是我们常说的卵胞浆内单精子显微注射（ICSI），是由于精子数量或质量很差，不足以和卵子自然结合，或者极少数人虽然精子数量足够，但是由于某种原因精子与卵子不能自然结合，那么医生通过特殊的装置和ICSI技术人为地帮助精子和卵子结合，最终形成胚胎的过程，可以通俗地理解为"拉郎配"。

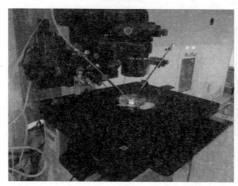
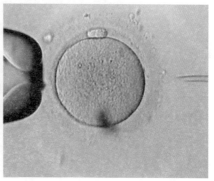

第三代是我们常说的胚胎种植前遗传学筛查或诊断（PGS/PGD），就是检查每一个胚胎的染色体或基因片段，看是否有遗传学疾病，有异常的胚胎废弃，未检查出异常的胚胎移植入子宫，主要针对有染色体疾病的患者。这种技术需要在早期发育阶段的胚胎中取几个细胞去化验检查，所以对胚胎是有些损伤的。

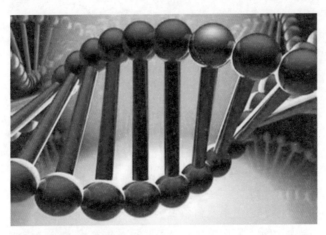

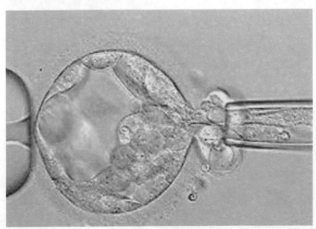

因此，三代试管婴儿技术，并不是一代更比一代强，选择哪种试管婴儿技术，完全取决于患者不同的病情，适合自己的才是最好的。

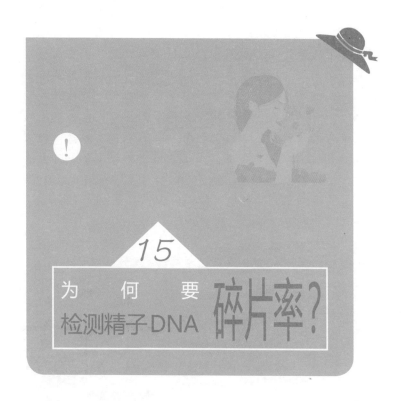

15

为何要检测精子DNA碎片率?

大家都知道，男性需要查精，对精液常规分析包括精液液化、黏稠度、精液外观、精液体积、精液pH值、精子凝集、精子活力评估、精子存活率检测、精子浓度评估、精子形态学分析等等一系列项目，这是评估男性生育力的最基本、最常用和最重要的指标，但其本身存在一定的局限性。单纯依靠精液常规参数评估男性生育力，往往不全面，还需参考其他指标，与精液常规分析相结合，综合评估男性生育力，以指导男性不育的诊断和治疗。

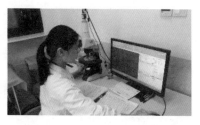

所以，对男性生育力的评估除了常规检测精液之外，精子功能的检测也逐渐受到了重视，尤其对精子DNA完整性的检测。

精子 DNA 碎片化指数是一个稳定性高的指标，不随季节发生变化。 精子 DNA 碎片化程度与精子前向运动成负相关，与精子正常形态比例成负相关。也就是前向运动精子越多，精子正常形态比例越高，精子 DNA 碎片率越低。但是对于精索静脉曲张患者，其精子的活动力、密度和形态学分析结果不在正常范围，精子 DNA 碎片化程度明显高于正常。

这就好比一个人患了重要器官比如造血系统或者脑部疾病，虽然外观无明显异常但是真正在处理事情的时候就显现出问题了，因为他无法正常完成这些工作。

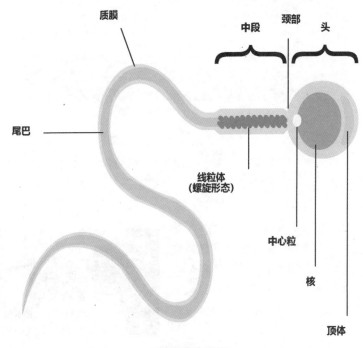

精子形态分析

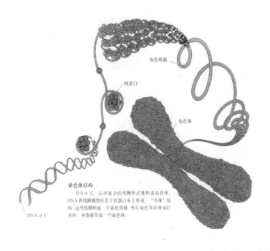

染色体结构

DNA 以一长串复合的线圈形式卷积或染色体。
DNA 条线圈缠绕在若干组蛋白束上形成"串珠"结
构，这些线圈则构成一个染色质链，然后染色质再卷曲
盘环，再卷曲形成一个染色体。

DNA 分子

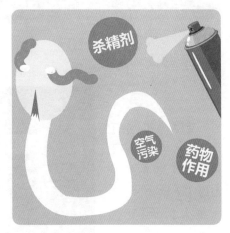

（1）精子 DNA 碎片化与精子发生过程中异常的染色体组装、氧压胁迫或凋亡异常有关。

（2）精子的氧化应激反应：精子暴露于过量的活性氧环境中，细胞膜结构受损，其 DNA 直接暴露于活性氧的环境中，造成精子 DNA 结构受损。

（3）研究表明口服各种口服抗氧化剂（如维生素 C 和 E、叶酸、锌、硒和肉碱）可以降低精子 DNA 碎片比例，在应用辅助生殖技术治疗中，精液的优化处理也具有重要的意义，可以有效降低精子 DNA 碎片率比例。

精子 DNA 碎片检测有什么意义？

精子遗传物质的完整性是精子完成受精和胚胎继续良好发育的前提，DNA 碎片程度反映精子遗传物质的完整性，精子 DNA 发生碎片化对生育将会产生负面影响，造成不育和反复流产。

男性不育患者的精子 DNA 碎片会明显增多，精子 DNA 的完整性是判断精子质量的有效依据。

精子 DNA 完整性不仅会严重影响到精子的受精能力、受精后原核的形成，而且可能导致流产、后代先天畸形或者患有某些遗传性疾病。

用什么方法检测精子 DNA 碎片？

SCSA 法（精子染色质结构分析）是精子 DNA 完整性检测的"金标准"，晕环越大精子 DNA 完整性越好。

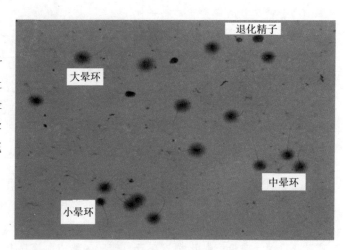

退化精子

大晕环

中晕环

小晕环

哪些人需要做精子 DNA 碎片率

（1）为优生优育自愿做检查者。
（2）男方年龄超过 40 岁。
（3）所有超过 1 年不育的男性。
（4）考虑行 IUI、IVF、ICSI 者。
（5）配偶有不良生育史者。
（6）配偶习惯性流产、胎停育者。

检测结果参考范围及相关临床意义

项目	单位	参考范围及临床意义		
精子 DNA 碎片率	%	小于 10%	碎片率正常	正常范围
		10%~15%	碎片率临界	表示男性生育力有降低的趋势，无论是自然妊娠还是 IUI，助孕有成功率降低的可能。
		大于 15%	碎片率异常	表示男性生育力降低，无论是自然妊娠还是 IUI 助孕成功率都很低，且 IVF/ICSI 助孕有流产风险增加的可能。

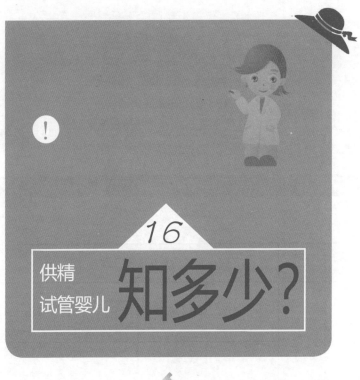

16

供精
试管婴儿

知多少?

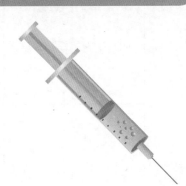

供精技术是由第三者参与的辅助生殖技术之一，它是 IVF － ET 的一种衍生技术，这无疑为男性不可逆无精子症及严重少、弱、畸精子症的病人带来了福音。尽管供精生育子女与自然生育子女在血缘关系上不能完全等同，但是与本身毫无血缘关系的收养子女相比，无论从当事人的主观愿望或从客观实际来讲，供精子女比收养子女更加接近于自然生育。因此，供精技术已被越来越多的男性不孕病人所接受。

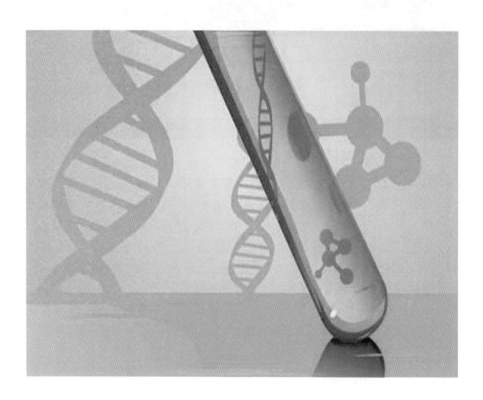

供精试管婴儿过程中的精子来源

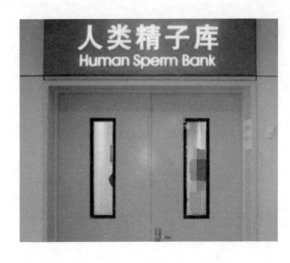

各生殖医学中心所用供精均来源于卫生部批准的人类精子库。2001年我国卫生部颁布《人类精子库管理办法》，对建立人类精子库执行准入制度。

建立精子库的目的：应用冷冻保存的精液实施辅助生殖技术；为影响生育力职业和将要接受影响生育力治疗的男性提供生殖保险；对于男方有遗传病及家族史的夫妇，冷冻精液为其提供了可供选择的优生方法等。

供精试管婴儿的适应证和禁忌证

1.适应证

（1）不可逆的无精子症（睾丸或附睾穿刺无精子）。

（2）输精管复通失败和射精障碍而拒绝行 ICSI 治疗者。

（3）男方和（或）家族有不宜生育的严重遗传性疾病。

（4）母儿血型不合不能得到存活新生儿。

2.禁忌证

（1）女方因输卵管因素造成的精子和卵子结合障碍。

（2）女方患有生殖泌尿系统急性感染或性传播疾病或患有遗传病、严重躯体疾病、精神障碍。

（3）有先天缺陷婴儿出生史并证实为女方因素所致。

（1）专业技术管理。对供精者的筛选、精液分析、采集冻存，供精的使用都制定规范的流程和详细记录，并严格控制每位供精者所捐精液最多为5名妇女妊娠。并防止一位供精者多处捐精。

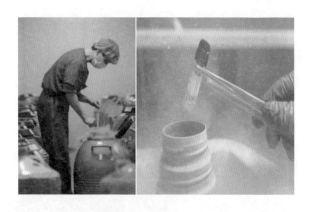

（2）人类精子库质量控制。严格执行供精者的筛查程序及健康标准，保证精液质量的同时，还要严查其他传染病，并在度过窗口期后进行复查，复查合格后方可使用。

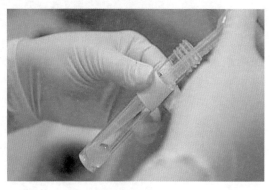

（3）信息安全管理。对供精者的档案严格执行保密原则，并且对使用供精的患者同样严格执行保密原则，双方互盲。

1.做为供精使用者，首先需了解供精的选择和使用后的随访

（1）生殖中心的工作人员在协助患者进行供精选择时，首先会承诺并严格执行保护患者的个人隐私。

（2）不孕患者要知情，通过供精试管婴儿技术得到的后代享有与自然受孕分娩后代同样的权利和义务；

（3）为了防止尽管概率很低的后代近亲结婚的现象发生，供精使用者必须接受100%随访，并且在子代结婚时需到提供精源的精子库进行婚前排查和咨询。

2.进行供精试管婴儿手术时，供精使用患者，需在充分知情的情况下自愿签署供精使用知情同意书

生殖中心的工作人员提供精液标本的编号及供精者体貌特征卡，内包括捐精者的基本信息即血型、籍贯、民族、发色、肤色、身高、体重、职业等，同时保证实验室检测精液的基本信息和传染病信息如乙肝、梅毒、艾滋等复查阴性。供精使用夫妇需在已选择的供精信息基本卡上签字确认后方可使用。

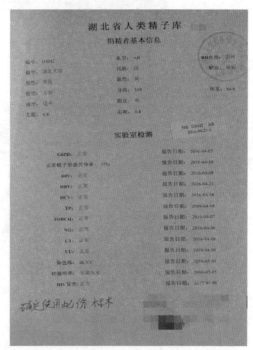

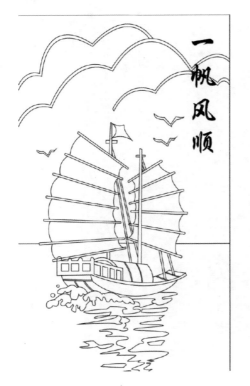

一帆风顺

单身女性包括：未婚女子、离婚女子和丧偶女子。对于单身女性是否可以接受供精进行试管婴儿手术治疗，各国规定不一致。我国卫生部2003年新修订《人类辅助生殖技术和人类精子库伦理原则》规定：医务人员必须严格贯彻国家人口和计划生育法律法规，不得对不符合国家人口和计划生育法规和条例规定的夫妇和单身妇女实施人类辅助生殖技术。

供精的精子虽然不是来自于丈夫，但是经过这些信息的了解，相信夫妻双方已经在心底里接受这个来之不易、从法律层面上讲属于你们的合法的宝宝，孩子成长的过程中也会一帆风顺！

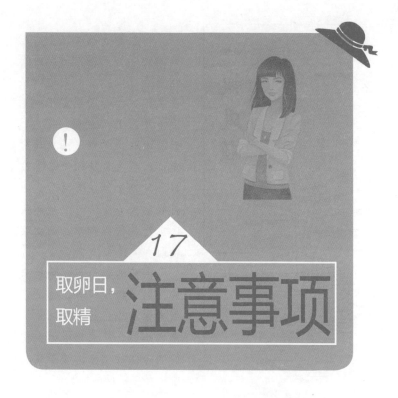

17

取卵日，取精

注意事项

对很多人来说，医院就是一个走进大门会让人莫名紧张的"怪地儿"，尤其是对于试管婴儿治疗取卵当日需取精的男性朋友，紧张的氛围再加上未知的结局更让人局促不安。下面我们就带大家来了解熟悉我们的取精流程，希望可以舒缓情绪，让取精顺利进行。

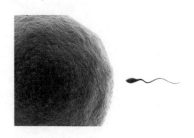

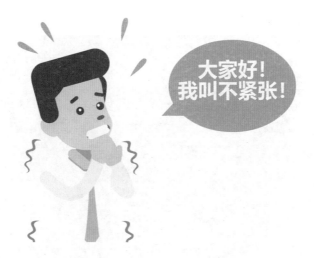

首先，为了保证精液洁净无污染，男方取精当日早上或者前一天晚上洗澡，更换内衣，保持外生殖器的卫生。

勤洗澡，身体好！

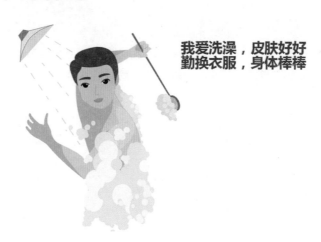

我爱洗澡，皮肤好好
勤换衣服，身体棒棒

在女方取卵当日，夫妻双方请在指定时间内到达生殖中心，在医护人员指导下做好手术前准备，证件核对完毕后，女方进手术室等待取卵，男方在手术室外的凳子上等待取精。请男方一定随身携带夫妻双方的身份证和结婚证哦。

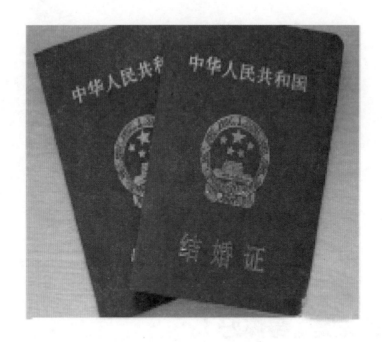

男方在等待时可先排空膀胱，为取精做好准备。当核对医生叫到男方姓名的时候，请出示您的以上证件，在医务人员的指导下在精斑卡片上签名，并按上右手拇指印，认真核对取精杯上的姓名是否与您夫妻双方姓名一致。不久的将来，这些核对系统将被智能化。

取精前，请先用洗手液洗净双手，将杯子和杯盖放在触手可及的地方，将所有精液收集到取精杯中，并扣紧杯盖。切记，不要触摸取精杯的内壁！再次核对杯子上的姓名。

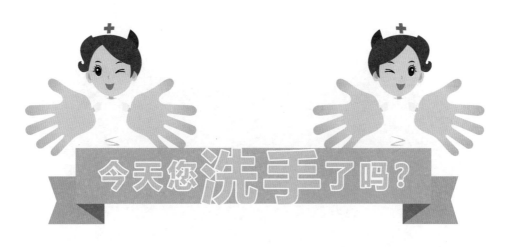

今天您洗手了吗？

取精结束后，将精液亲手交给核对医生，并核对精斑卡片及杯子姓名，配合医生滴样。精液交接结束后，返回候诊大厅。因有部分患者精子浓度等波动大，可能需要二次取精，所以请尽量在候诊室耐心等候，若急需离开，请咨询医务人员，确定精液合乎要求方可离开。

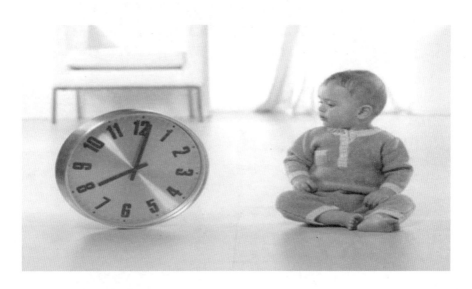

另外，如有取精困难，请提前告知接诊医生及核对医生，生殖中心可以提供取卵前冻精哦，医生会尽最大努力为你的好孕保驾护航！

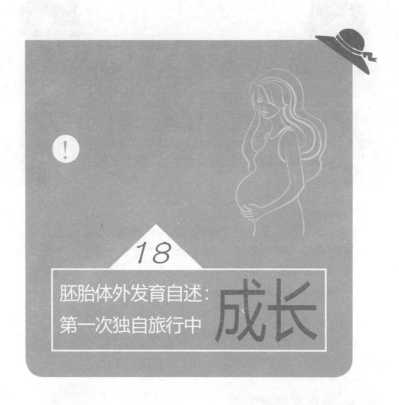

18

胚胎体外发育自述：
第一次独自旅行中 成长

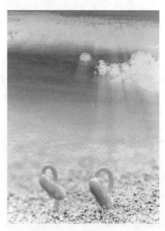

朋友们，当有一天这些试管宝宝们长大，开始过儿童节，请一定一定要对他们好一点，因为他们曾经比其他孩子更努力地来到这个世界上，小小的身躯就开始离开妈妈一段时间，独自成长。

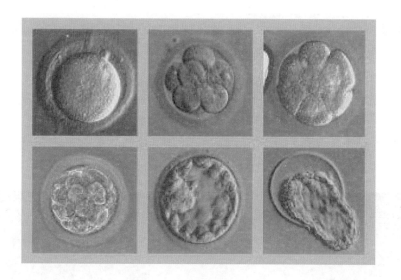

试管婴儿的精卵经历了：

第0天：离巢 → 第1天：合二为一 → 第2天：分裂→ 第3天：回家吗 →第4天：升级 → 第5,6天：终级 →回家的过程。详见以下：

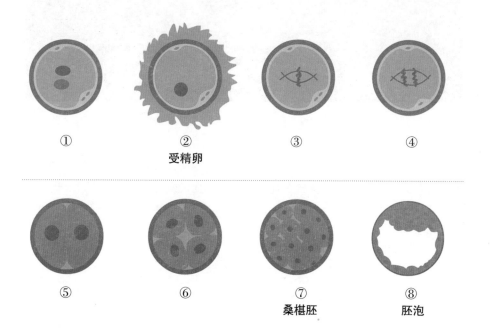

①   ②   ③   ④

受精卵

⑤   ⑥   ⑦   ⑧

桑椹胚   胚泡

由于某些原因爸爸妈妈不能正常地受孕，医生通过促排卵将我促成熟，我才得以留了下来，不过这些药物丝毫没有影响我的成长，我长大后，一个穿刺针将我从巢中带出来，经过一个长长的隧道，于是我的第一次独自旅行就开始了。

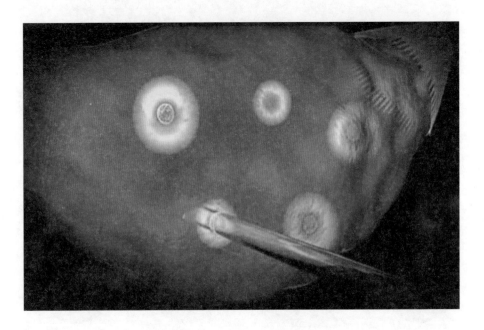

离开卵巢后，我被实验室的大夫很快捡了起来，进入了一个全新的环境，超级舒服好多营养，我又吸收一些营养，成熟了些，而且我的身边还有几个和我一样的姐妹。这时，很多精子哥哥进来了，他们快速地游动在我们身边，而我羞答地等待着，这终究还是一场自由恋爱，很快我和其中一个精子哥哥相识相爱了……

我和我匹配的精子哥哥发生着爱情的化学反应，他的核和我的核慢慢形成并相互靠近，进而融合为一个，我们是一体了，我就是传说中的那个受精卵了。

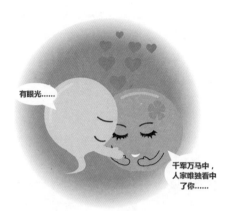

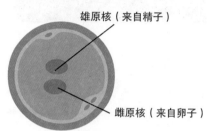

雄原核（来自精子）

雌原核（来自卵子）

成为受精卵后，我就拥有2倍的遗传物质了，在这舒适的环境中我开始分裂了，历经千辛万苦，由于我的优秀，一个变2个，2个变4个，这种成就感不是每个离巢的姐妹都能体会到的。

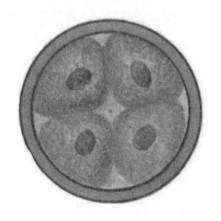

第3天：回家吗

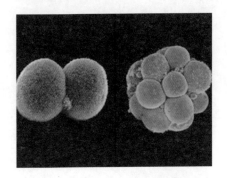

这时候我已经分裂多次，成了8个球或者少两个也许再多2个球，好不容易啊，而且因为我的潜能好，这几个球都差不多大，几乎没有残缺的，我看起来漂亮极了，他们叫我一级胚胎，开心！

第三天了，大夫来送我回家了，回到妈妈那个提前为我备好的温暖的子宫内，说那才是我永久的家，我会在那里破壳生根继续长大，成为妈妈的宝宝。可是，还有2个和我一起离开的姐妹，他们也长成为一级胚胎，他们看起来更优秀？

也许吧，他们今天也被选择送回了家。等待我的或许是另一种选择，他们说要把我冻起来，那是一个特别特别寒冷的地方，在那我将停止生长，进入休眠，等需要的时候再把我唤醒，说冻过的我长成宝宝的机会更大，为了能成为宝宝，我愿意等待。

第4天：升级

我以为我要被冻起来，可是他们又说要继续考察我，看我是不是可以长成囊胚，如果长成的话说明我潜能更好，于是等待我的不是寒冷，我进入了另外一个环境，虽然这儿的营养跟之前不太一样，但是很适合现在的我，很快我的几个球开始融合了，这也是潜能好的一种表现，我继续努力。

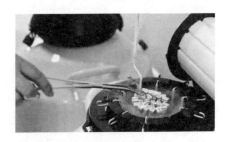

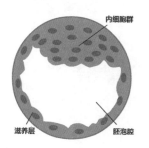

内细胞群

滋养层　　胚泡腔

我从开始融合的几个球开始不断发育，就在这两天的时候，我的潜能终于发挥出来了，我分化出了那个神秘的内细胞团和滋养层，相当不容易，而且他们排列紧密，数量也多，又给我起了个新名字4AA囊胚，和我一起接受挑战的兄弟姐妹有些就表现不太好了，他们成了4BB，4BC，也有中途放弃的。长达7天的旅行，也是一种考验，一路走来我脱颖而出，成为了那个最强大的一类。因为第三天有优秀的一级胚胎回家了，所以我终究还是去了那个寒冷的世界，漫长地等待。

号外：回家后的日子

听人传来了消息，第三天回家的那两个一级胚胎活了下来。

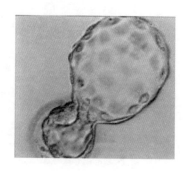

他们也先是经历了融合，然后形成囊胚，也许他们潜能真的很好，毕竟他们是被优先选进去的，囊胚后他们破壳而出，然后种植到那里，第14天的时候大夫就根据他们分泌的一种激素检测到他们了，证明的确存活了，那天妈妈特别开心，我也替她高兴。

再后来，他们就被定期地检测，要到产科那才能打听到他们的消息。希望他们一路好孕。

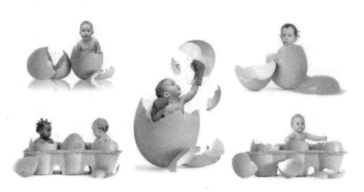

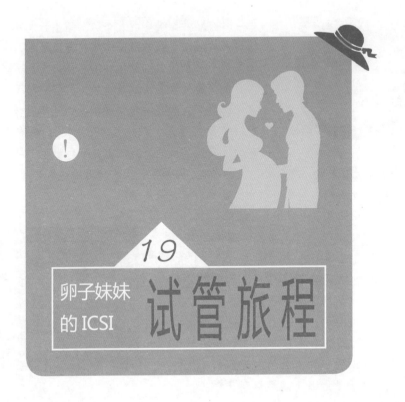

19

卵子妹妹
的 ICSI

试管旅程

1992年比利时的
Palermo 医师在人类成功应用
了卵浆内单精子注射（ICSI）
这一技术，解决了常规试管
婴儿（IVF）受精失败的问题。

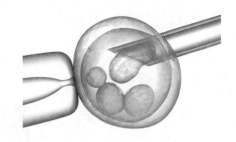

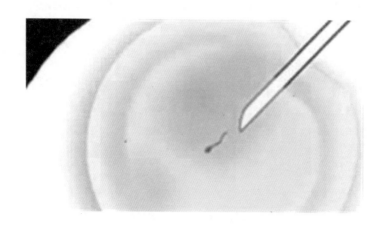

ICSI 区别于常规 IVF 技术的是其授精方式是通过人工显微注射技术将精子注射入卵细胞胞浆内，使精卵结合。那么在这样一个"神奇"的过程中，卵子妹妹又会经历一个怎样的探险旅程呢？

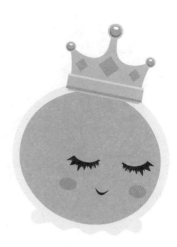

我是一枚文静恬美的卵子。在妈妈肚子里沉睡了很久很久，两月前我和一批姐妹们被唤醒了，我们伸了伸懒腰，打着哈欠慢慢开始生长，医生们通过B超监测看着我们一天天长大，前天我们通过周围颗粒细胞分泌的雌激素向他们发出了我们成熟的信号。医生们通过激素水平的监测接受到我们的信号，决定今天把我们从妈妈体内取出来（取卵）。

今天上午9点钟，我就要从妈妈的卵巢中出来啦，离开大温床，我真的很舍不得，可是一想到马上就要见到外面的世界，我好奇又期待……听见取卵的大夫、护士和实验室的胚胎师核对完妈妈的名字，手术就开始了。护士很温柔地握住妈妈的手，轻声细语地告诉她不要紧张，取卵手术很快就会结束的。于是我紧张的心情也轻松平静了，我要出来啦，噢耶！

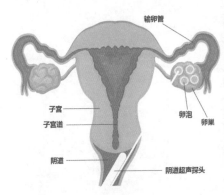

取卵示意图

输卵管
子宫
子宫道
阴道
卵泡
卵巢
阴道超声探头

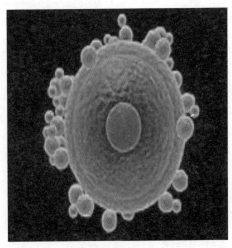

这就是我！

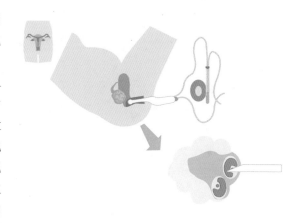

手术开始了，突然间一股暖流向我冲击而来，我被卷入暖流中，上下起伏，然后被一股神秘的力量吸入了一根透明的管子中，随后被倒入一个平皿中。我微微感到有束微弱的光芒淡淡地照射着我，我知道手术室把光线调节成微弱的光源，这是为了更好地模拟妈妈体内的暗环境。难道我已经来到了妈妈体外的世界？这时听见胚胎师对手术医生说："取到一枚卵子了！"我揉揉眼睛，发现他正仔细地观察着我，我害羞地低下了头……

等我再次抬起头想看看这个世界的时候，我已经被放入了培养箱，这里温暖而黑暗，很像在妈妈的体内，在这个相当舒适的地方，我将和我的姐妹们一起安安静静地享受 2~3 个小时的闲暇时光，目的是让我们进一步成熟，等待遇见精子行 ICSI 的最佳时机。

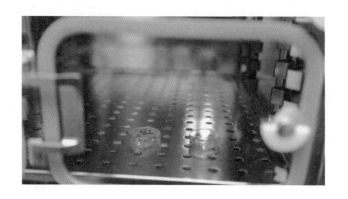

一枚卵子的形态结构

小时候，当我们还是原始卵母细胞的时候，我们四周有一层菱形或扁平细胞围绕着，我们开始成长的同时，他们也一起成长，由菱形细胞变为立方形，并由单层增生成复层，因其细胞浆内含有颗粒，故称为"颗粒细胞"。颗粒细胞对我们的生长是强有力的支持，他们合成多种激素及生长因子，为我们生长发育提供主要的营养，同时，也对我们的发育、成熟及功能起重要的调控作用，是我们成长过长中最亲密的朋友，取卵时他们将和我们一起离开妈妈的体内，陪伴我们最后一程。

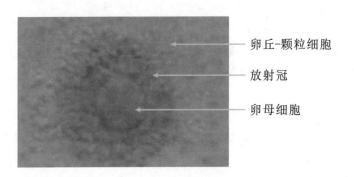

卵丘-颗粒细胞

放射冠

卵母细胞

人以群分，物以类聚，因此，颗粒细胞的形态在一定程度上也预示着我们卵子的发育潜能。像我这样获得妈妈最优质遗传基因的卵子，颗粒细胞是一层一层紧密地包裹着我，从妈妈体内出来后他们整齐地排列着，扩散均匀，像一团洁白松软的棉花糖，漂浮在培养液中。一直以来他们提供给我丰富的营养，现在我却也要和他们分开了，因为，我即将要去追寻新的际遇，他们可能会遮挡医生的视线，在此之前，我必须和颗粒细胞伙伴们忍痛分离……

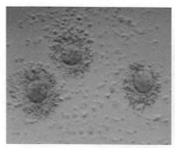
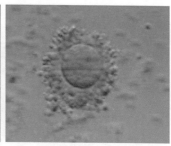

透明质酸酶消化之后的卵母细胞

中午12点左右，我和我的姐妹们被一根细管吸入另一个液滴中，被反复快速吹打着，这种液体是透明质酸酶，它能够在短时间内迅速消化掉我外面层层包裹着的颗粒细胞。30秒钟后，我的周围只剩下少数3~5层颗粒细胞，他们呈放射状排列，因此被形象地称为"放射冠"。

从透明质酸酶中被捞出，我们又被依次移入几个小液滴——体外操作液中，胚胎师用一根直径为130μm的剥卵针进一步剥离开直接包裹我们的放射冠，这时我彻底和我的发小们分离了，谢谢你们一路伴我成长，给我营养，我会永远记住你们的！

我们被轻柔地多次清洗干净后再放回培养液里，最终又回到了温暖的培养箱。这时候我们已经是一丝不挂的卵，胚胎师们在显微镜下给我们拍照，观察我们是否已经排出第一极体。排出第一极体是我成熟的标志，只有成熟的卵子才有资格被挑选出来进行下一步的单精子注射，才有机会遇见那唯一的真命天子哦！而没有排出第一极体的姐妹则要被废弃，终止她们的使命……

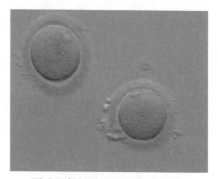

赤身裸体的我们相互依偎着，需再次等待2个小时左右的时间，才能遇见我的真爱……我忐忑不安，心底又怀揣着一丝丝期待和惊喜……黑暗中我们迷迷糊糊打了个盹。

脱除颗粒细胞之后的卵母细胞

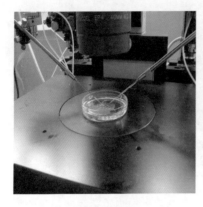

显微注射系统

注射过程

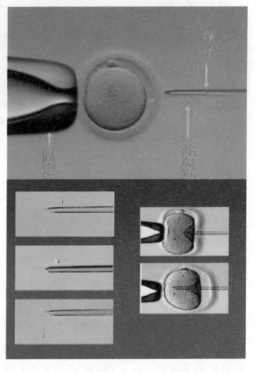

　　一般在下午2点左右，借助于显微操作系统投射进来的昏暗的光线唤醒了我们，我知道等待这么久，最关键的时刻终于到来了。我的背后被一只针管轻轻固定着，眼前是一只更细的针尖，慢慢地向我移动……它的内径里含有一枚精子，渐渐向我越来越靠近……我知道，这就是胚胎师为我精心挑选的精子伴侣——它也是由于爸爸严重的少弱畸形精子症甚至无精症经过睾丸或者附睾取精出来，在那些极少数量的精子中经过层层筛选出来的，我们经历种种，终于在这一时刻相遇了……我不再害怕，我们看着彼此，会心地笑了……

　　我觉得我是一枚幸运的卵子。我和精子相遇后第二天成功正常受精，接着发生卵裂成长为一枚优质胚胎直至囊胚，虽然不知道以后会发生什么，但我会努力生长，完成受精发育到胚胎的使命，希望最终能够为妈妈带来她期盼已久的胚胎宝宝！

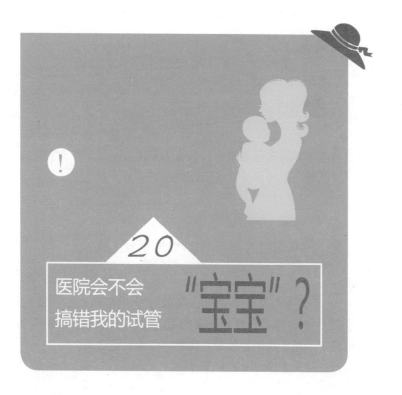

20

医院会不会
搞错我的试管 "宝宝"？

作为一门新兴的技术，普通人对于试管婴儿的认知还不是很清晰，只是觉得"高、大、上"，尤其是作为辅助生殖技术的重要参与部门，可以说是核心部门——应用着高端科学技术的"胚胎培养实验室"，相对于外界更是显得神秘。

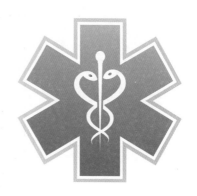

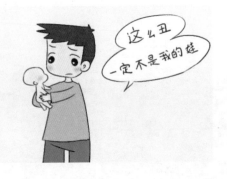

对于这个起着非常重要作用，但患者却"不能看见"的地方，自然是有很多的疑问。

胚胎实验室操作人员会不会混淆不同患者的精子、卵子或者胚胎，搞错我的"Baby"？

相信很多患者都有这样的顾虑，但请大家放心，胚胎培养实验室有很多严格的制度来防止每一个操作环节错误的发生。

我们严格遵守国家卫计委规定，实验室中"人造子宫"内的每个试管及培养皿（培养皿的盖子和底部）分别都标注着夫妻两个人的名字。

在处理精液、卵子及胚胎等每一步操作都必须经过两个工作人员同时核对无误才能进行，这是为了避免引起混淆。

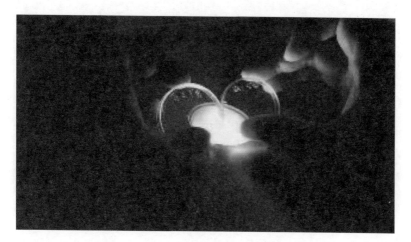

卵子核对

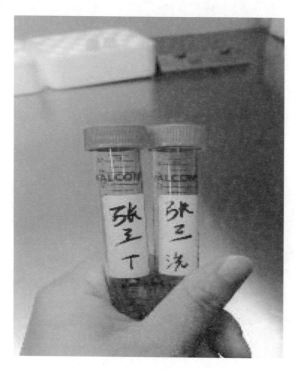

精液洗涤核对

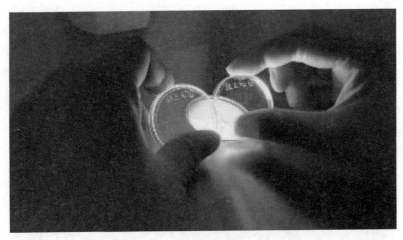

受精核对

所有的试管、培养皿等实验材料必须一次性使用，绝不能重复使用，所以实验成本也十分昂贵。

有些生殖中心还设立了电子条形码识别系统，每位患者所使用的培养皿和试管上都贴上了条形码，只有夫妻双方一致时操作才会顺利进行，否则会报警，这种核对已经升级到智能化了。你大可以放心，你的宝宝一定是你的！

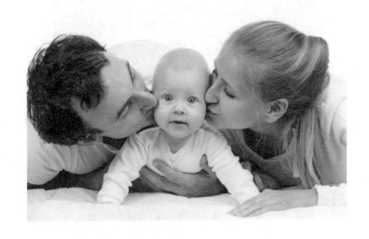

不孕不育知多少

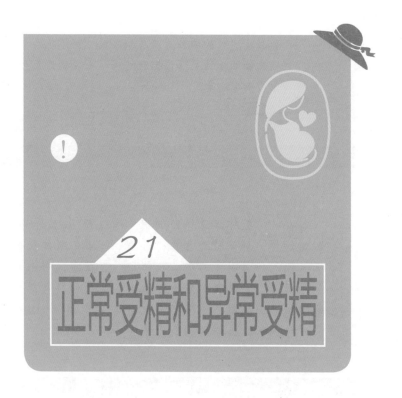

21

正常受精和异常受精

胚胎实验室永远充满神秘，今天来聊一聊大家最关心的话题，我成功受精有几个胚胎？正常有几个？

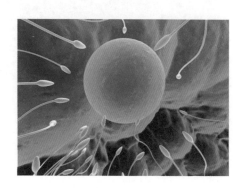

受精是指成熟的卵母细胞与精子融合形成受精卵。目前受精的评估主要根据在适当时间观察第二极体和原核情况决定。

第二极体的观察

出现第二极体可以作为早期判断受精的征象。精子与卵母细胞共培养4小时后于倒置显微镜下观察，若有明显的第二极体，说明卵细胞处于受精过程中；若没有明显的第二极体则于加精后6小时后再观察，如果仍未见第二极体则判断为未受精。受精是一个过程，第二极体仅仅是一个征象，IVF-ET中受精的最终判断是通过受精后16~19小时的原核判断。

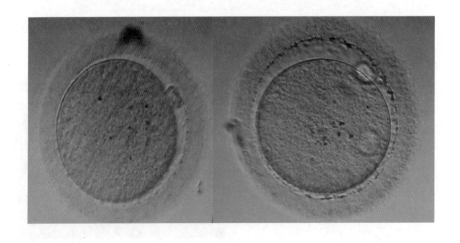

原核的观察是目前评估受精与否的常用方法。通常在受精后 16~19 小时在倒置显微镜下观察：

1.正常受精卵有两个清晰的原核（2PN）

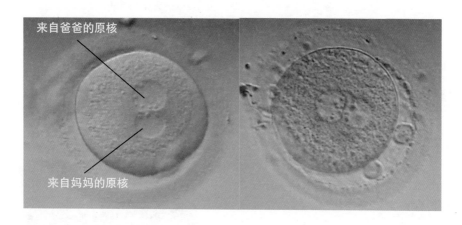

来自爸爸的原核

来自妈妈的原核

2.只有一个原核的为 1PN 受精

3.多于三个原核的为多 PN 受精

1PN 与多 PN 受精统称为异常受精

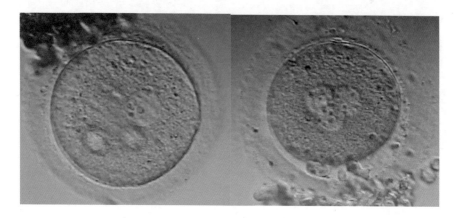

异常受精是指体外受精16~19小时后，光学显微镜下观察受精卵中原核形成情况和极体数目，不具有两个原核的均为异常受精。在光学显微镜下，异常受精的出现形式主要有：无PN；单原核受精卵（1PN）；多原核受精卵（多PN）。

异常受精

1. 无 PN
研究发现，体外受精过程中约30%的卵母细胞表现为无 PN。

2.1PN

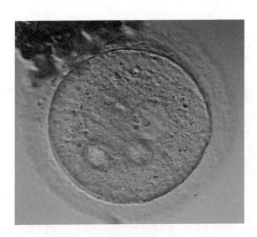

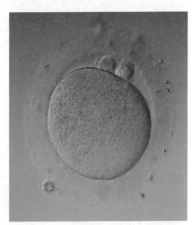

发生率为 3%~6%

3. 多 PN

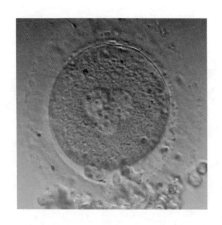

受精卵含 3 个或 3 个以上的原核统称为多 PN，以 3PN 为主。主要原因是受精时有两个或三个以上的精子穿入卵母细胞，又称多精受精。自然状态下发生率为 1%~3%，而 IVF 过程中发生率明显提高，可达到 2%~10%。研究者普遍认为多精受精是导致早期胚胎死亡、流产和胎儿遗传性疾病的主要原因，因此这种胚胎是绝对不可以利用的。

现在大家明白了，就像婚姻法只允许一夫一妻制才是合法的家庭一样，只有来自爸爸的一个精子和来自妈妈的一个卵子受精的胚胎才是正常可以利用，发育为正常人。

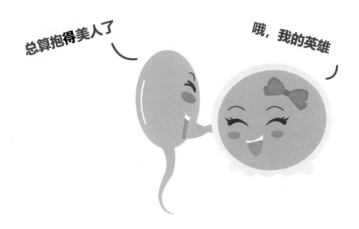

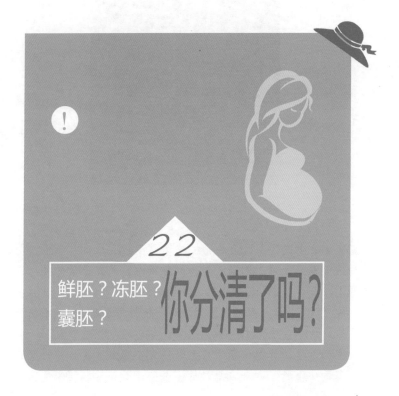

22

鲜胚？冻胚？囊胚？ 你分清了吗？

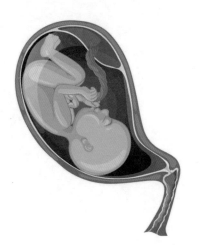

"你这次怀孕了，是移的冻胚怀的吗？"

"不是，我是移的囊胚"

"……"

"这次是移植了几个鲜胚？"

"我没有移鲜胚，我移的是囊胚"

"……"

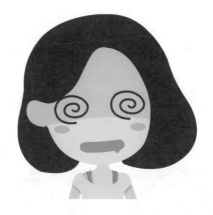

每次听到这样的对话,医生心里总会哭笑不得,"囊胚"在我们广大患者的心中有着非同寻常的意义!

囊胚究竟是什么呢?它是独立于鲜胚、冻胚以外的胚胎形式吗?下面小编就为大家解解惑!

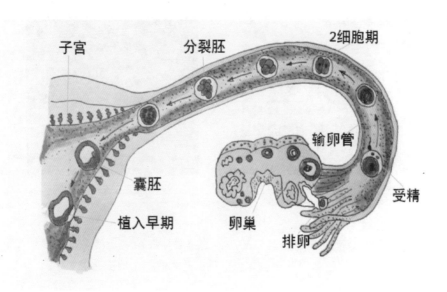

图示为自然情况下人类早期胚胎的发育:从受精到植入

一般试管婴儿在取卵后，医生将取出的卵子与精子在体外结合，经过 3 天的体外培养，形成卵裂胚，此时患者可以选择移植胚胎或冷冻胚胎。

而囊胚培养可以帮助我们进一步筛选优质胚胎，即把在体外培养 3 天形成的卵裂胚，在体外继续培养 2~3 天，再次观察评估胚胎的形态和发育潜能。经过这 2~3 天的继续培养形成的胚胎就是囊胚。囊胚一样可以选择移植或冷冻。

囊胚

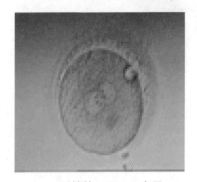

受精第一天——合子

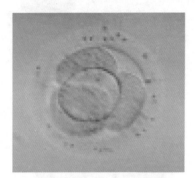

受精后第二天——4 细胞

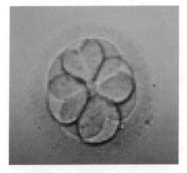

受精后第三天——8 细胞胚胎

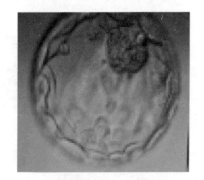

受精后第五天——囊胚

囊胚即为受精后第 5~6 天的胚胎，是卵裂期胚胎之后的一个重要的发育阶段，形态上经历了细胞融合、囊腔出现以及囊腔扩张的变化。

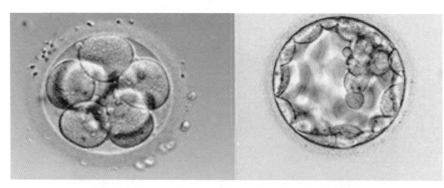

分裂胚   囊胚

总 的来说，这是两种分类的叫法。

以有无经过冷冻分类：鲜胚是未经过冷冻的胚胎（包括囊胚、卵裂胚）；冻胚是经过冷冻的胚胎（也包括囊胚、卵裂胚）。下面这些罐子里就是冷冻而沉睡的胚胎。

以胚胎的不同发育时段分类：卵裂胚为处于卵裂期的胚胎（通常为第3天的胚胎）；囊胚为处于已开始进行分化阶段的胚胎（通常为第5~6天的胚胎）。若它们根据需求冷冻了，便都可称为冻胚。

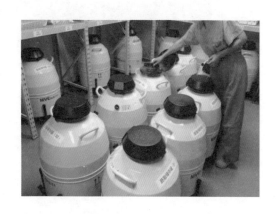

从卵裂期胚胎培养到囊胚，淘汰了遗传缺陷和非整倍体率高的胚胎。8细胞期以前的胚胎存在发育阻滞现象，只有质量好的胚胎才能发育至囊胚，因为发育潜能差及染色体异常的胚胎是不能发育到囊胚阶段的，因此继续培养至囊胚阶段再冷冻也是一种优筛的过程，相较于卵裂期胚胎，移植囊胚可以明显提高妊娠率。但囊胚形成的影响因素众多，囊胚形成率在60%左右，并且移植囊胚也并非会达到100%的妊娠。

究竟怎么选择，医生会根据您的自身情况，提出适合您的建议的！

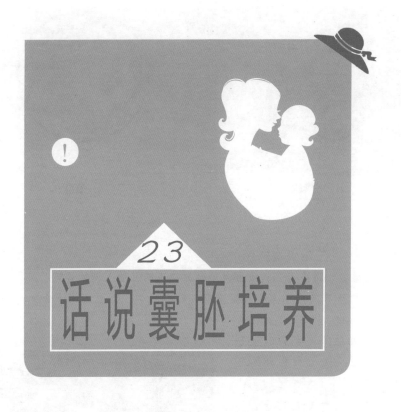

23

话说囊胚培养

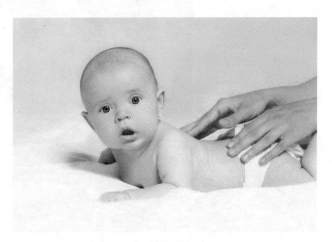

什么是囊胚？

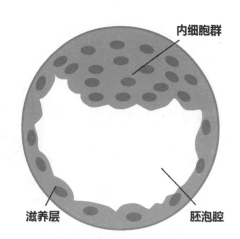

内细胞群

滋养层

胚泡腔

　囊胚指的是内部产生囊胚液、囊胚腔的胚胎，囊胚中所有细胞都没有开始分化，形成囊胚之后胚胎才开始出现分化。

什么是囊胚培养技术？

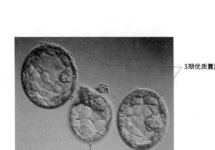

3期优质囊胚

2期优质囊胚

　囊胚培养是胚胎体外培养的终末阶段，它通常形成于卵子受精后的第5~7天。自然状态下，人类胚胎以囊胚的形式也就是受精后5~7天植入母体子宫，这样便能获得更高的妊娠率。

　一般说的囊胚培养，也就是延长胚胎培养时间，那些劣质的、有缺陷的胚胎将不再往前发育，形成不了可利用囊胚而被淘汰掉。只有那些优质、有良好发育潜能的胚胎才能形成优质囊胚，然后在它们中间选取胚胎进行移植，囊胚的着床能力，平均一颗可达到30%~40%，植入两颗，着床怀孕率可达到50%~60%，甚至更高，明显高于卵裂期胚胎。

囊胚培养技术有什么优点？

1.更符合生理状态

在体内生理状态下，融合前的胚胎在输卵管中发育，融合后的胚胎在宫腔中发育至着床，而输卵管与子宫的环境有很大的差别，所以，囊胚培养后移植可以更好地适应子宫内的环境，提高种植率。

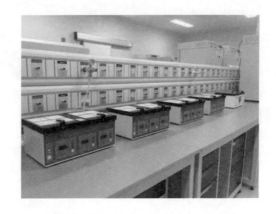

2.有利于胚胎发育潜力的评估与移植胚胎的选择

控制性超促排卵导致在一个试管周期中能获得数个胚胎，在胚胎移植前，无论是原核期、卵裂期还是囊胚期胚胎，都要根据一定的标准对胚胎进行层层选拔。而胚胎能否发育至囊胚与其自身的基因有关。当胚胎没有发育潜能或携带有异常的染色体和基因时，在延长培养的过程中可因自身发育异常而被自然淘汰，只有质量最好的胚胎才能发育成囊胚。

因此囊胚培养有利于胚胎发育潜力的评估与移植胚胎的选择。

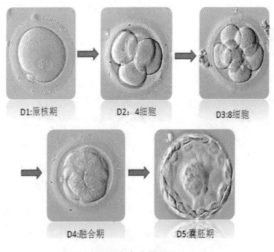

D1:原核期　　　D2: 4细胞　　　D3:8细胞

D4:融合期　　　D5:囊胚期

胚胎发育进程

3. 为植入前遗传学诊断(PGD)提供时间

当需要 D3/D5 天的胚胎进行活检作遗传学分析时，囊胚培养技术使胚胎可以继续培养而不需要冷冻，并在体外进行更多的筛选。另外，随着技术的发展，可以直接从高度发育的囊胚滋养层取出多个细胞进行检测，来检查遗传学异常，从而提高诊断的准确性，同时降低对胚胎的伤害。

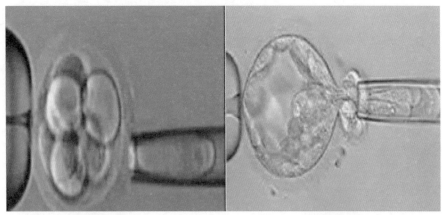

卵裂期活检　　　　　　　**囊胚期活检**

4. 提高种植率及减少多胎妊娠率

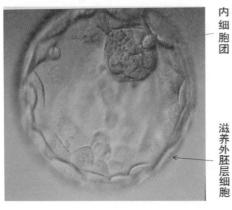
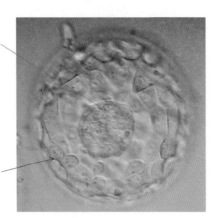

内细胞团

滋养外胚层细胞

在常规卵裂期胚胎移植周期中，通常在第3天移植。由于不能确定哪个胚胎更有潜力，所以通常需要移植多个胚胎以增加活产率，多胎妊娠发生率较高。囊胚的获得使临床医师在进行移植时有更确定的选择，由于囊胚的适应性与活力更强，也更容易着床，所以移植胚胎数目可以减少，通常只移植1~2个胚胎，相应地降低多胎妊娠发生率。且随着对胚胎评价标准的不断完善，胚胎着床率会不断提高，最终使单囊胚移植成为可能。

5.降低宫外孕概率

囊胚更接近于自然生理状态下的着床期胚胎，所以，胚胎游走时间缩短，从一定程度上降低了宫外孕发生的概率。尤其是对于输卵管不好或者原来有过宫外孕病史的患者，囊胚培养是一个比较好的选择。

囊胚移植与卵裂期胚胎移植有什么不同？

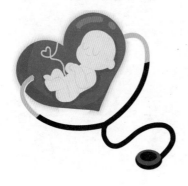

1.囊胚培养要求条件高

由于实验室培养条件或胚胎自身原因，胚胎可能会停止发育或退化，导致没有胚胎可移植。

2.可能浪费较多的卵裂期胚胎

由于体外培养环境终究不是体内自然环境，延长培养时间，可能使一部分能够着床的卵裂期胚胎退化。

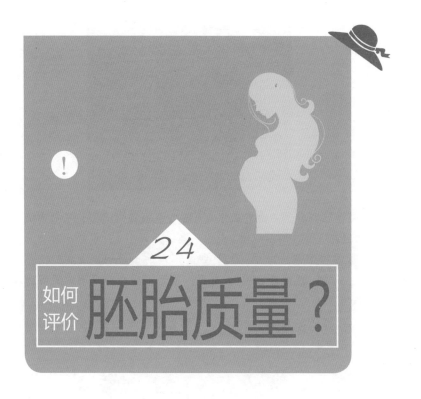

24

如何评价 胚胎质量？

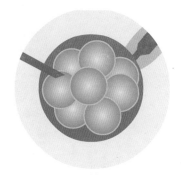

做试管婴儿的患者在取卵后经常忍不住心里打鼓想问，我取了多少卵呢？有多少胚胎呢？胚胎质量又是如何呢？那么本篇文章主要为您讲解，胚胎实验室的工作人员是如何评价胚胎质量的！

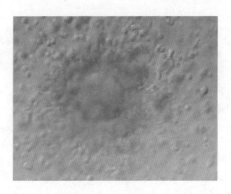

首先在取卵时，实验室工作人员要在显微镜灯光下，从卵泡液中肉眼可辨认出直径约3~5mm的黏液团（大约一颗绿豆大小），即卵-冠-丘复合物！

而卵母细胞即包含其中，其呈卵圆形，约100~150μm直径大小（一根头发丝那么粗），透明带8~10μm厚，紧紧围绕在卵母细胞周围的颗粒细胞称之为放射冠。

下图为脱掉外衣（颗粒细胞层）后卵母细胞的样子，它已做好准备，可以受精发育成胚胎！

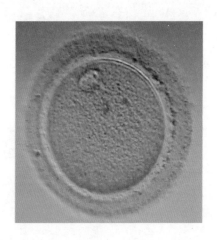

当然，在成为优质胚胎前首先要保证的就是一枚成熟且优质的卵母细胞，而对于不成熟的卵母细胞又是什么样子的呢？

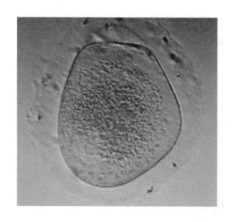

左图为处于未成熟生殖泡期（GV）期的卵母细胞！

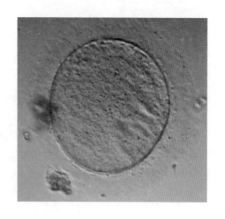

右图为生殖泡破裂（GVBD）后，卵母细胞在血LH峰出现后，细胞内胞质细胞器重排，核膜崩解，染色质凝聚，染色体形成，卵母细胞进入第一次减数分裂中期（MⅠ）。

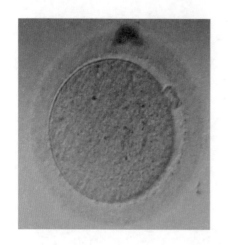

左图为卵母细胞从第一次减数分裂中期（MⅠ）进入到末期，并在生殖泡破裂（GVBD）后的23~48小时后，卵母细胞在完成染色体形成和胞质成熟的同时，排出第一极体，初级卵母细胞发育为次级卵母细胞，并进入第二次减数分裂中期（MⅡ），此时，其便具有与精子结合受精的能力。我们称之为成熟的卵母细胞。

然而卵母细胞不仅仅要成熟，还需要正常的形态以保证正常受精！前文已经介绍过正常卵母细胞的形态和大小。那么何谓异常卵母细胞呢？

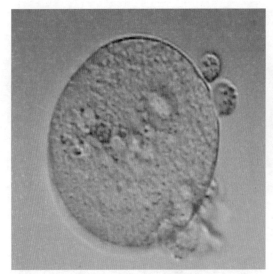

无透明带保护的卵母细胞

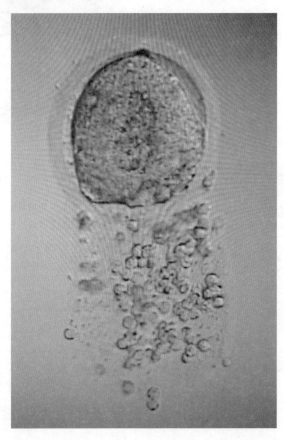

透明带呈彗星状

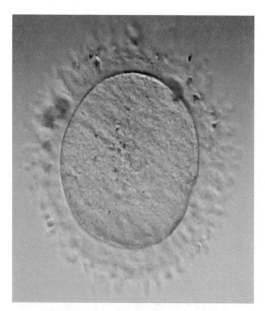

透明带异常会严重影响卵子的受精能力，导致受精失败或异常受精！

透明带呈毛玻璃样

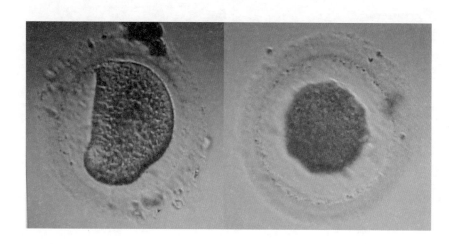

以上两图为劣质卵－退化卵，此类卵母细胞已经没有活力，更失去了受精的能力和成为胚胎的可能性。所以，取了多少卵还要看卵子的质量与成熟度。

目前应用最广的是形态学的评估，主要是根据不同阶段的胚胎的外观形态，并依据其发育速度，对胚胎进行整体评价，主要包括以下几个方面：合子期评估、卵裂期胚胎评估和囊胚期胚胎评估。

（1）合子期胚胎评估即原核分级（Sccot and Smith评分法）

受精后16～20小时，胚胎处于原核期，此时我们区分正常受精和异常受精，并对正常受精的胚胎分别对原核、核仁和胞浆评分，最高15分，最低7分。

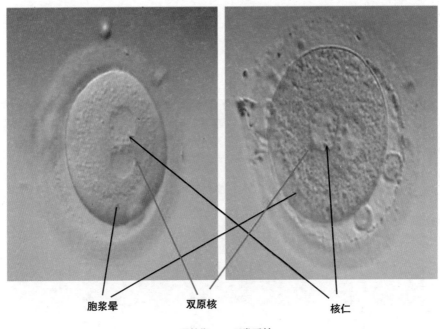

胞浆晕　　　双原核　　　核仁

原核期——正常受精

（2）胚胎分级（Peter评分法）：根据胚胎卵裂球均匀性，折光性，透明带完整度，胞质均匀度，碎片比率，将胚胎分为五级，一、二级为优质胚胎，四、五级为不可利用胚胎。

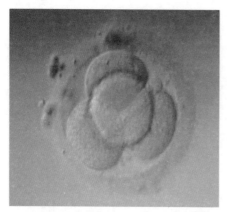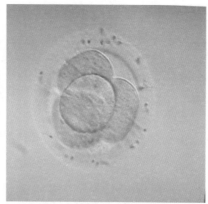

D2 胚胎——Ⅰ级

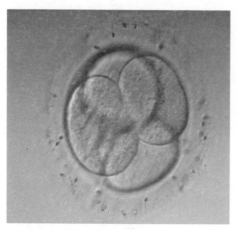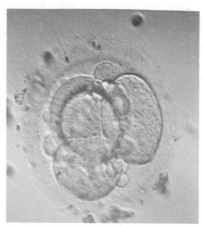

球不均   有碎片

D2 胚胎——Ⅱ级

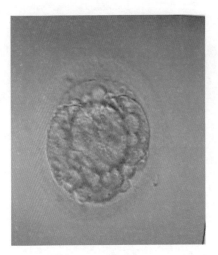
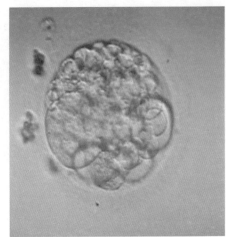

Ⅲ级　　　　　　　　　　　　　Ⅳ级

D2 胚胎——Ⅲ级、Ⅳ级

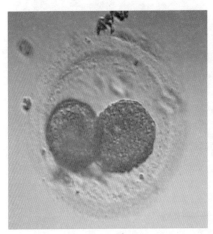
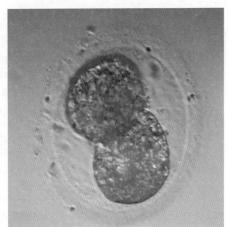

D2 胚胎——发育阻滞、退化胚胎

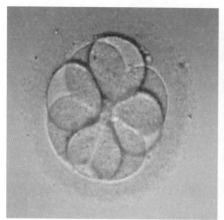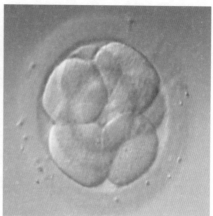

D3 胚胎——Ⅰ级

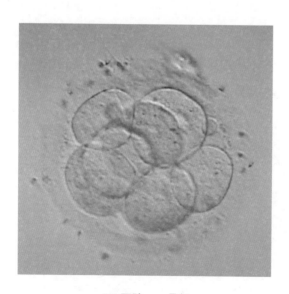

D3 胚胎——Ⅱ级

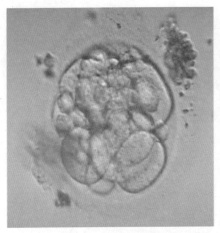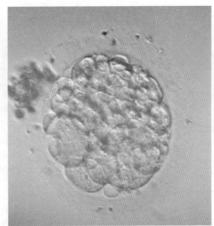

D3 胚胎——Ⅲ级、Ⅳ级

（3）囊胚评分（Gardner 评分法）：根据囊胚的扩张程度和孵出程度将囊胚分成 1~6 级：

对于 3~6 级囊胚需对内细胞团（ICM）和滋养外胚层细胞(TE)进行评分，主要根据细胞数与排列紧密度进行评价。

实际工作中我们将 D5 评分 ≥ 3AA、3AB、3BA、3BB 或 D6 评分 ≥ 4AA、4AB、4BA、4BB 的囊胚定为优质囊胚，评分 3 级以上的视为可冻存的囊胚。

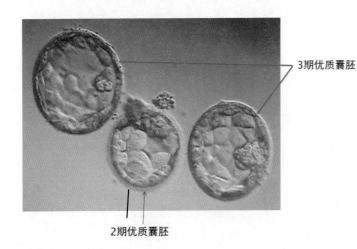

3期优质囊胚

2期优质囊胚

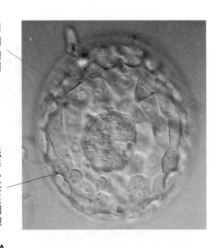

内细胞团

滋养外胚层细胞

4AA

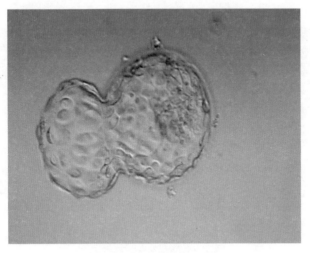

囊胚正在从透明带破裂口孵出

5AA

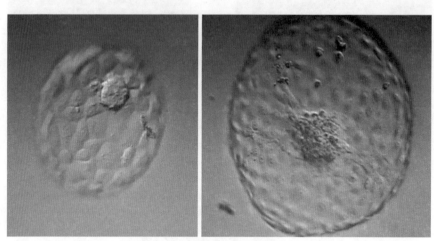

囊胚完全从透明带中脱出

6AA

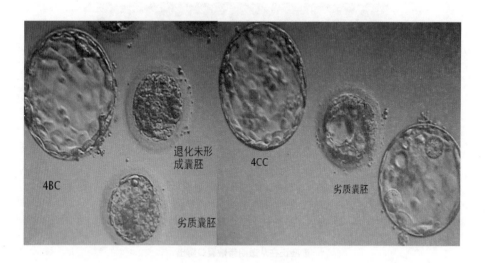

4BC

退化未形
成囊胚

劣质囊胚

4CC

劣质囊胚

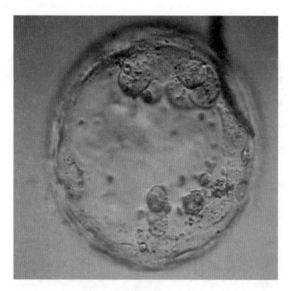

劣质囊胚

通过以上的介绍，你是不是对胚胎的评价有了初步的认识呢？小编在这里，希望各位患者朋友，都能拥有优质的胚胎，并得到好的妊娠结局，祝您好孕哦！

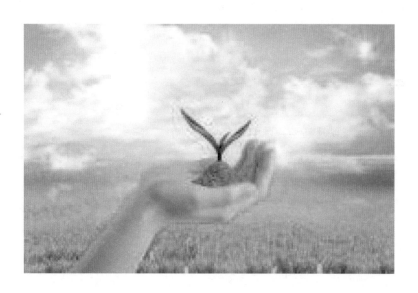

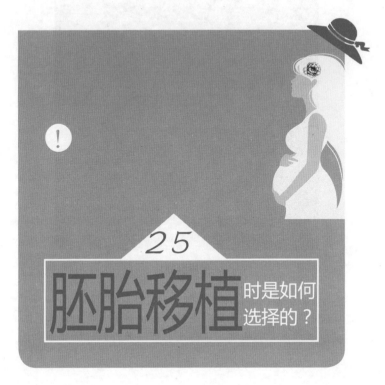

25

胚胎移植 时是如何选择的？

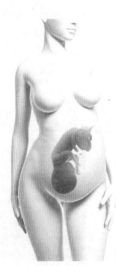

　　经历了门诊就诊、各项检查、建档、进周期促排卵、B超监测后取卵、胚胎培养以及胚胎冷冻解冻等等一系列艰辛后，患者朋友们终于熬到了胚胎移植的这一刻，内心如千万只小鹿东跌西撞，激动万分！

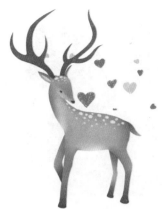

小鹿乱撞

这时候患者朋友心里又开始犯嘀咕了，我要移植的胚胎宝宝是如何被实验室工作人员选中的呢？

首先是取卵时，实验室工作人员要在显微镜灯光下，从卵泡液中肉眼可辨认出直径约 3~5mm 的黏液团，即卵－冠－丘复合物！

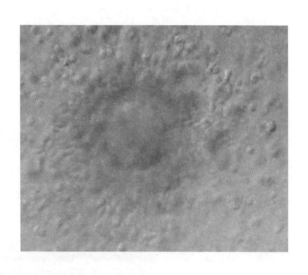

其次是对丈夫的精液进行优化处理，常用的为梯度离心上游法，选择出最优秀的精子。

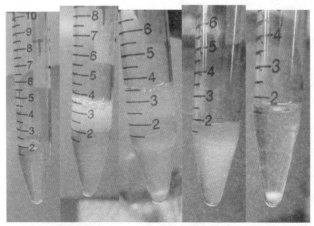

| 梯度处理液 | 梯度上加入精原液 | 梯度离心后 | 精子洗涤 | 精子洗涤后离心得到优质精子 |

得到精卵后，在实验室培养皿中受精，让其结合形成受精卵即胚胎。

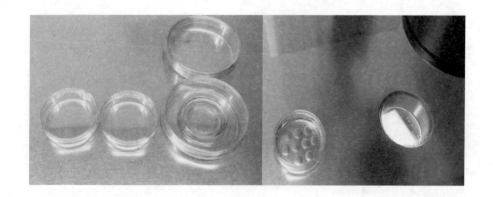

得到胚胎以后，实验室工作人员就开始了对胚胎的质量进行评价。目前应用最广的是形态学的评估，主要是根据不同阶段的胚胎的外观形态，并依据其发育速度，对胚胎进行整体评价，主要包括以下几个方面：合子期评估、卵裂期胚胎评估和囊胚期胚胎评估。

前文中，已详细介绍胚胎质量的评价，这里就不再复述，简而言之，胚胎的发育过程主要包括以下几个方面：形成合子，卵裂为4细胞、8细胞，囊胚的形成与孵出。

在了解了胚胎级别的评定以后我们要分清几个概念！——"鲜胚""冻胚""囊胚"。

♥ 移植胚胎的选择：

胚胎移植时，女性体内激素水平和子宫内膜状况都应该达到受孕时应具备的条件，由临床医生通过血激素的测定和B超观察并调节用药来实施。

对于胚胎的选择：

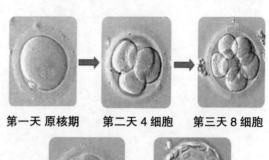

第一天 原核期　　第二天 4 细胞　　第三天 8 细胞

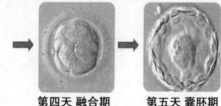

第四天 融合期　　第五天 囊胚期

鲜胚：很多生殖中心通常在取卵后D3，女性身体条件允许的条件下进行卵裂期胚胎的移植，选1～2枚Ⅰ或Ⅱ级胚胎；

冻胚：患者在同时拥有质量好的卵裂期冻胚和囊胚冻胚时，实验室根据医生的用药，调节女性激素、内膜适合哪种胚胎而选择最合适的胚胎移植。

从卵裂期胚胎培养到囊胚，淘汰了遗传缺陷和非整倍体率高的胚胎。8细胞期以前的胚胎存在发育阻滞现象，只有质量好的胚胎才能发育至囊胚。

继续培养至囊胚阶段再冷冻也是一种优筛的过程。

相较于卵裂期胚胎，移植囊胚可以明显提高妊娠率。移植囊胚通常选1～2枚优质囊胚。

但囊胚形成的影响因素众多，囊胚形成率在60%~70%。随着女性年龄的增长，胚胎染色体异常风险增高、发育潜能降低，囊胚形成率降低。

移植囊胚也并非会达到100%的妊娠。

经过这样一番讲解，你是不是不再疑惑了呢？那么在充分了解了胚胎的选择后，让我们安心等待着胚胎宝宝的成功种植吧！

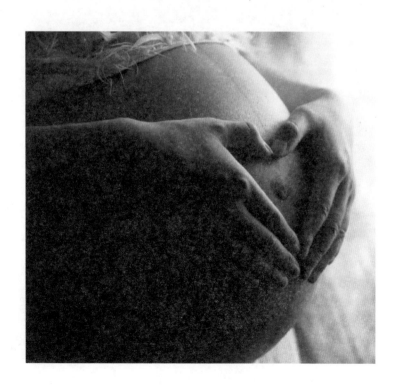

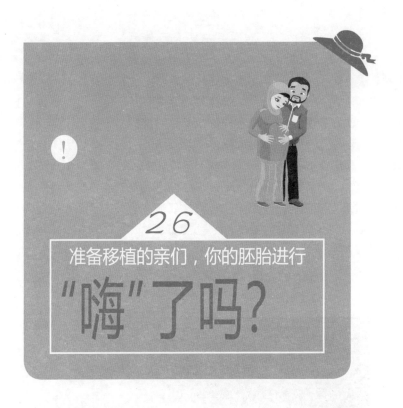

26

准备移植的亲们，你的胚胎进行

"嗨"了吗？

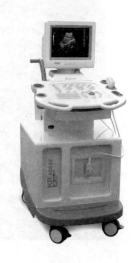

经历了门诊就诊、各项检查、建档、进周期促排卵、B超监测后取卵、胚胎培养以及胚胎冷冻解冻等等一系列艰辛后，亲们终于熬到了胚胎移植的这一刻，内心如千万只小鹿东跌西撞，激动万分！

本以为只需要喝水憋尿就行了，可是还会有患者被告知，需要进行胚胎辅助孵化（assisted hatching, AH）治疗，那么什么是AH(医生简称"嗨")呢？

简单地说，激光辅助孵化（LAH）是辅助孵化（AH）的一种，是利用激光将胚胎的外壳（透明带）削薄或者打孔，如此使得胚胎更容易从透明带中出来，有助于其孵出种植到子宫内膜里。

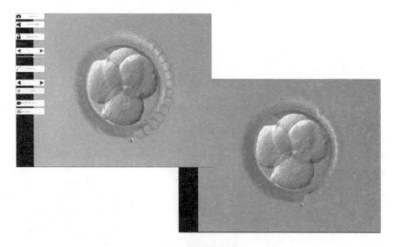

透明带削薄

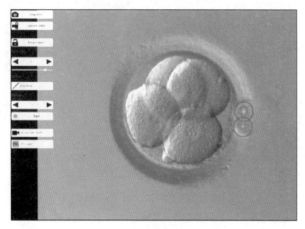

透明带打孔

但是，有研究表明，辅助孵化有增加双胎、三胎，甚至是增加单卵多胎的风险。因此，目前激光辅助孵化有一定的适应证，并且接受激光辅助孵化（LAH）的患者需要对其优势和可能存在的危害性有充分的知情。

目前，"嗨"胚胎的适应证主要有：

（1）FSH基础水平升高。FSH基础水平升高常提示卵巢功能较差，卵子透明带可能出现异常，需辅助孵化。

（2）IVF治疗史。有IVF治疗失败史，在排除子宫内膜、胚胎质量等明显影响其植入的因素后，在再次IVF时应做辅助孵化，因为囊胚不能孵出可能是植入失败的原因。

（3）女方高龄（≥35岁）。随着女方年龄的增大，卵子质量也较差，胚胎透明带常会变硬，失去正常的弹性。同时，此类助孕者的胚胎质量往往不如年轻者。

（4）透明带异常。当出现胚胎透明带异常，如形态不规则，呈椭圆形，或透明带着色深，厚度大于15μm，均提示透明带变硬，或有某种功能上的缺陷。

（5）冻融胚胎。胚胎在经过冷冻和解冻后，透明带也会变得坚硬，失去弹性，导致孵出困难。辅助孵化有利于胚胎的孵出，提高妊娠率。

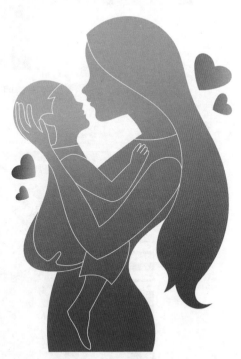

在充分认知了LAH技术后，让我们安心等待着"嗨"过的胚胎宝宝的成功孵出及种植吧！祝您好孕哦！

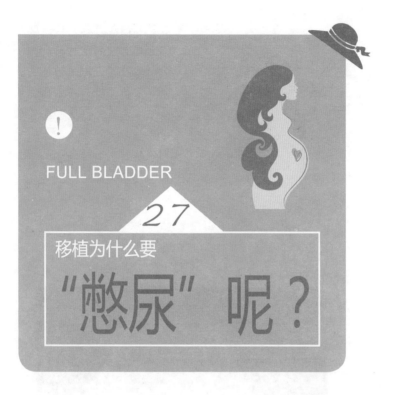

FULL BLADDER

27

移植为什么要

"憋尿" 呢？

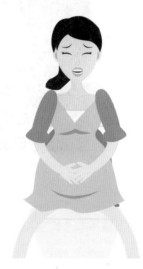

当亲们经历了取卵路上的种种艰辛，终于开心地迎来了"胚胎移植"时，迎面又走来了一个小小的考验——"憋尿"。所以，移植前到底为什么要憋尿呢？

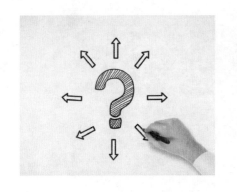

胎移植是用移植管把胚胎从培养箱内移植回母体子宫腔内的过程。医生在进行胚胎移植前是需要查看子宫的位置的，而膀胱是与子宫相邻的器官，胚胎移植时，通过憋尿膨大的膀胱推开充气的肠管，医生才可以很清楚地看到子宫的位置和形态甚至子宫内膜，把胚胎定位移植到最合适的位置。

另外，憋尿的膀胱在重力的作用下向后压迫子宫尤其是前位子宫，可以让子宫处于比较舒展的状态，这样让装载有胚胎的移植管更容易进入宫腔。

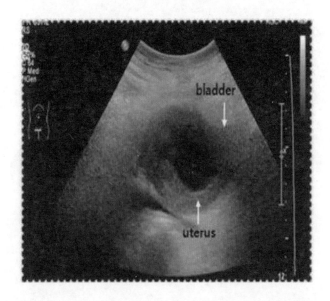

因此，无论是鲜胚移植还是冻胚移植，在移植前都需要憋尿，以利于移植的顺利进行。

既然憋尿对移植如此重要，那么怎样憋尿才能达到比较好的效果呢？

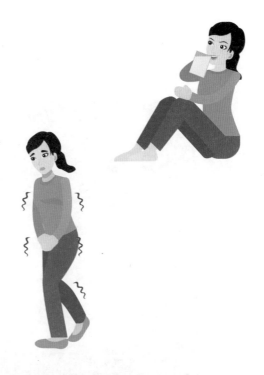

虽然医生要求大家憋尿，但并不是大家所认为的膀胱内的尿液越多越好，胚胎移植需要慢慢地憋尿，最好在移植前2小时，少量多次喝水，让膀胱慢慢充盈。

在这里要提醒大家的是，不要等到医生准备开始移植了，才在手术间门口大量喝水。因为水喝进去需要间隔一段时间才排入膀胱，短时间内喝大量的水，膀胱快速充盈，尿急感会很明显，甚至会产生下腹痛，这样反而不利于移植的顺利进行了。

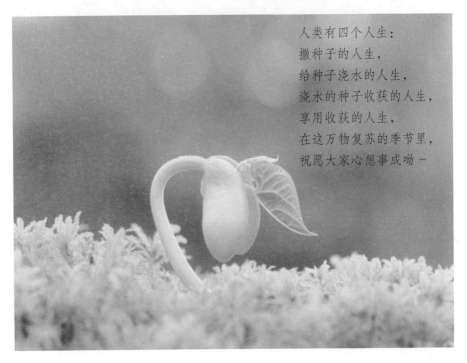

人类有四个人生：
撒种子的人生，
给种子浇水的人生，
浇水的种子收获的人生，
享用收获的人生，
在这万物复苏的季节里，
祝愿大家心想事成呦～

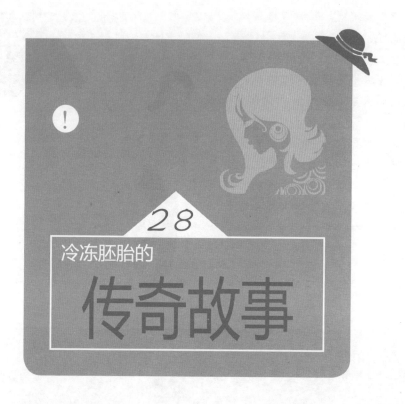

28

冷冻胚胎的

传奇故事

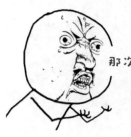

那次胚胎移植不是
没有怀孕吗？

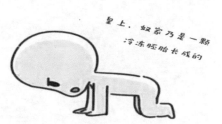

皇上，奴家乃是一颗
冷冻胚胎长成的

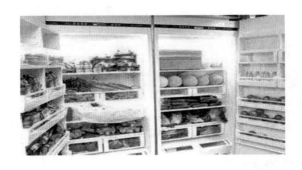

我们都有这样的常识：要让买回的瓜果蔬菜保持较长时间的新鲜，需要将它们放到冰箱保存，对于鸡鸭鱼肉，最好还要冷冻，这样才不会很快腐坏变质。

那对于胚胎呢，我们不能像冰冻鸡鸭鱼肉一样直接扔到冷冻室，因为这种降温过程，在达到一定低的温度时，细胞内的水分会生成尖锐的冰晶，破坏细胞内微小的骨架并刺破细胞。因此，对于胚胎这样的活组织需要添加适当成分的冻存液，然后通过特定的降温步骤，将胚胎温度下降，防止大冰晶生成，最后储存在−196℃的液氮之中。

在施行试管婴儿过程中，通常会收集多个卵子并进行受精，从而发育为多个胚胎。通常对于治疗不孕不育的夫妇来说，只需要植入1~2个胚胎即可，但由于胚胎移植和怀孕过程有失败的可能，因此人们通过冷冻胚胎技术，将多余的胚胎冷冻起来保存，当前次移植失败后或者想再次怀孕均可以再次将冷冻胚胎解冻移植。

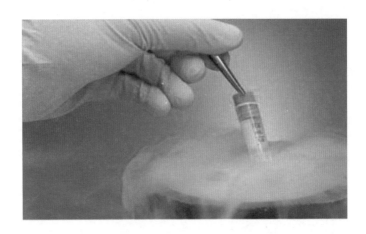

不孕不育知多少

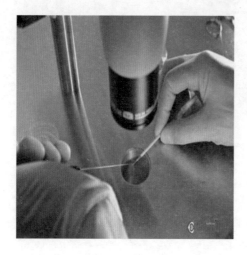

（1）试管婴儿治疗周期过程中胚胎移植后剩余可以利用的胚胎。

（2）本治疗周期母体因子宫环境不适合怀孕(如孕酮高、子宫内膜不佳或者有可能发生严重卵巢过度刺激等）也可以先冷冻保存暂缓植入，待适当时机再做解冻。

（3）本治疗周期有发热、感染等全身性疾病不能移植的。

（4）有可能丧失卵巢功能的病人（如要接受化疗、放疗或卵巢切除手术等）也可选择冷冻胚胎来保存其生育能力。

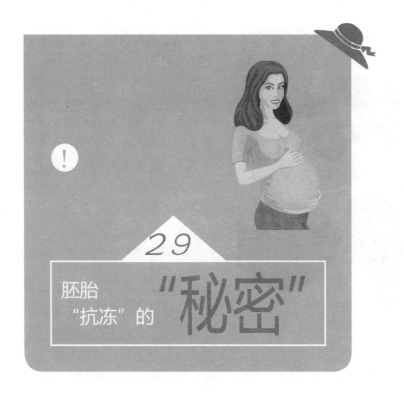

29

胚胎 "抗冻" 的 "秘密"

　　冷冻胚胎是一种成熟的保存生育功能的方法。这种技术是将通过试管培育技术得到的胚胎，存置于零下196℃的液氮环境中，得到长时间保存，其实这有点像动物的冬眠，待时机成熟，春暖花开之时，它们就慢慢苏醒了。

　　2017年3月16日，一位广州妈妈的冷冻胚胎18年后，成功生下二胎宝宝。1999年被冷冻的胚胎，沉睡18年后，被唤醒……

　　目前，全球有冷冻胚胎的时间长达20年，而且成功妊娠。

胚胎"抗冻"的"秘密"

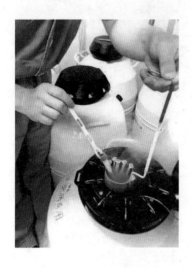

离体的精子、卵子还有胚胎其实是非常娇气的，对温度、湿度、CO_2气体浓度要求非常严格。但是，将体外受精发育而成的胚胎冻存入零下196℃的液氮八年、十年乃至更久复苏后胚胎依然成活，移入子宫后能够发育成一个健康的婴儿。娇气的胚胎怎么这么抗冻呢？

其实胚胎抗冻与冷冻原理和先进的冷冻技术有关。

冷冻最大的伤害就是细胞内的水在冷冻过程中形成冰晶，就是那些像带刺儿的冰渣子，想想那些带刺儿的冰渣大冷天的让人一阵哆嗦，胚胎的那些细胞器比如线粒体什么的会更受不了这种刺伤哦！冰晶过大就会划伤细胞膜和细胞器造成物理损伤，以及形成冰晶后改变电解质浓度造成化学损伤。

因此，尽可能地给细胞脱水，减少冰晶的形成是各种冷冻保护试剂的主要作用。同样，复苏时，迅速升温给细胞复水则是解冻后胚胎存活的关键。

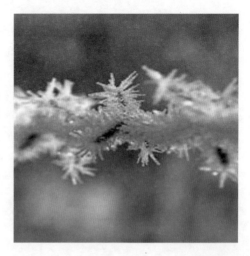

胚胎冷冻主要有两种方法

一种是程序化冷冻。

胚胎首先进入一个高浓度的渗透性冷冻保护剂中，因为浓度高，细胞外的渗透压远高于细胞内渗透压，水分子就在这种压力差的作用下逐渐外渗。所以，此时细胞脱水皱缩。在水分子外渗的过程中，后期渗透性保护剂也开始进入胞内，细胞由皱缩呈现膨胀状态，恢复初始大小。

然后，再将胚胎移入非渗透性保护剂中，因为是非渗透性只增加了细胞外渗透压，不进入细胞内，细胞继续脱水至平衡状态。平衡后，借助程序冷冻仪胚胎以 0.2℃ ~2.0℃ 的速度程序降温至零下 80℃，此过程进一步脱水，最后移入液氮中。

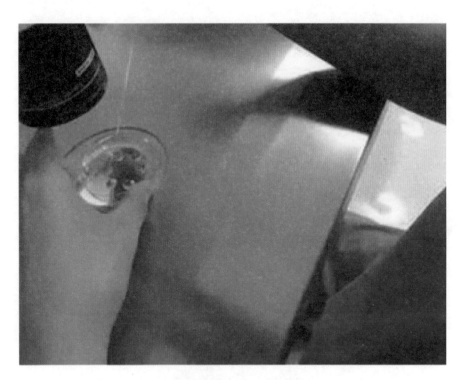

实验室医生在冷冻胚胎

另一种是玻璃化冷冻。

胚胎冷冻的原理都是脱水之后降温，相比程序化冷冻，玻璃化冷冻操作简单，不需要设备，目前应用越来越广。不同之处是，冷冻保护剂以更快的速度降温，从而使液体直接转变成玻璃状态，没有冰晶形成。

但这种冷冻试剂有浓度高、粘度大等特点，同时胚胎毒性也大。因此在降温阶段，需要在几十秒内完成，这对操作提出了更高要求。

如果是囊胚冷冻，除了借助冷冻保护剂脱水，还需要人工皱缩，也就是"放水"，通过显微操作针或者激光在透明带上穿一小孔，使囊胚腔内的液体自然流出，皱缩成一团后再进行冷冻。

相比较大和含水较多的囊胚而言，精子的冷冻则容易的多。精子的成分中多数是DNA，含水少，表面积大，脱水快，最重要的是精子数量多，易获取，复苏中损失少量老弱病残也够用。而对于严重少精无精的患者，可以多次冷冻或者单精子冷冻，这就需要更高的冷冻技术。

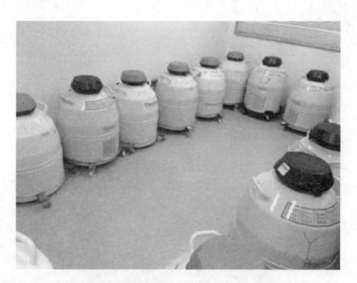

多余的胚胎保存在 –196℃的液氮罐中

胚胎抗冻不是胚胎的天性，而是先进的冷冻技术，目前，冷冻卵巢组织技术已逐渐成熟，随着科技的发展，未来冷冻器官相信也不是"秘密"。

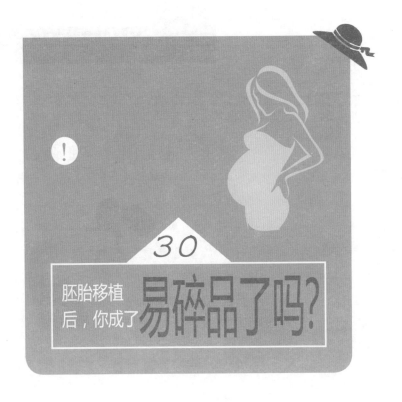

30

胚胎移植后,你成了**易碎品了吗?**

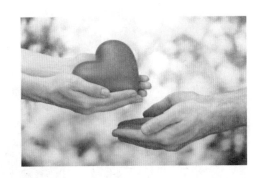

很多姐妹们在移植后,就瞬间变得"弱不经风"。看看下面,你有没有被小编所言中呢?

（1）"医生，我站起来行走，怎么感觉下面有液体流出来，是不是刚放进去的胚胎掉出来了？"

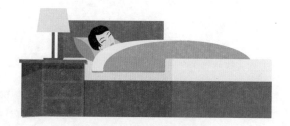

（2）"医生，我听说移植术后要躺三天不能动呢！"

（3）"医生，移植术后能不能出门啊？上下楼梯要紧吗？我家住在7楼呢！"

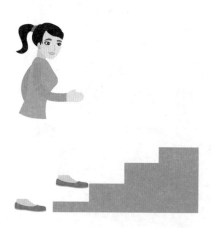

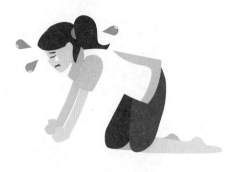

（4）"医生，我移植后能吃苹果吗？听说要吃西柚的。"

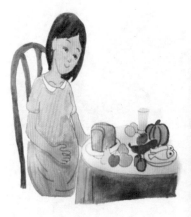

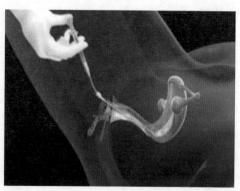

移植术后，很多姐妹们开始变得小心翼翼，甚至精神高度紧张，害怕自己的一点点不小心都会导致胚胎着床失败。但是，移植后真的需要这样紧张兮兮吗？下面我来为您解答。

首先，国内外的生殖专家经研究后一致认为试管婴儿移植后的成功与否，与移植技术、子宫内膜的容受性以及胚胎的质量相关。

大量研究表明，胚胎移植后即刻起床活动对妊娠无影响。因为在一般情况下，宫腔的前后壁是自然紧贴在一起的，形成宫腔内负压。胚胎被移植到宫腔后，会附于子宫内膜，不会像被放进倒转的葫芦一样，一倒过来就往下掉。

移植后长时间卧床会引起盆腔充血，导致腰酸不适，容易因胃肠道蠕动减慢导致消化不良、便秘，还可能引起体位性低血压等不适。另外，长时间卧床会扰乱正常的生活节律，影响神经内分泌的调节，患者更容易紧张不安，精神压力更大。所以，不要听信非专业言论，合理作息才是最好的。

移植后的饮食没有特殊要求，营养均衡即可。一日三餐，做到规律进食，少食多餐，适量多样。食物要干净、清淡、易消化，避免生冷、油腻、辛辣刺激以及过咸食物，肉蛋奶、米面、杂粮、蔬菜、水果要合理搭配，避免进食易过敏的食物。

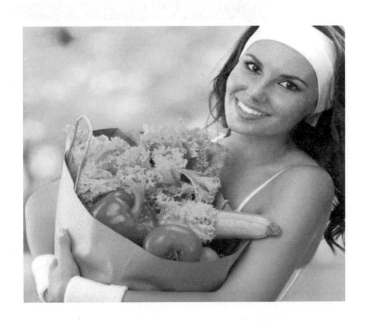

自然怀孕的妇女在胚胎着床期也没有特意躺着不动或是吃哪种食物，她们往往在不知不觉中度过了这个过程。所以，大家之前的担忧是不必要的。

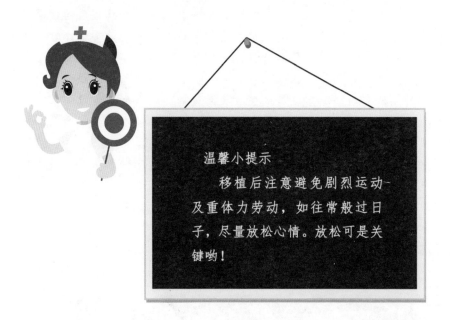

温馨小提示

　　移植后注意避免剧烈运动及重体力劳动，如往常般过日子，尽量放松心情。放松可是关键哟！

讲了这么多，姐妹们有没有收获呢？

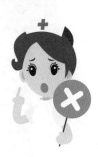

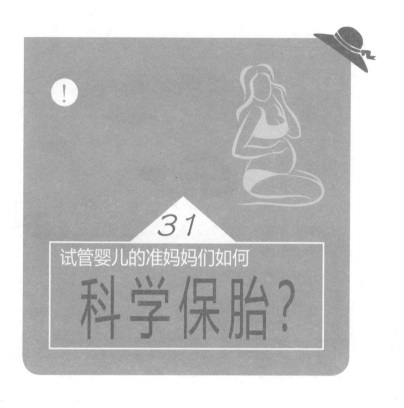

31

试管婴儿的准妈妈们如何

科学保胎?

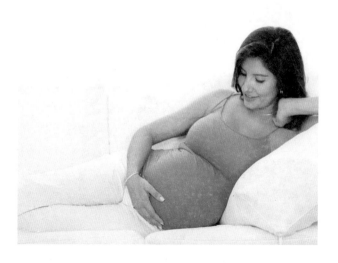

张女士30岁，怀孕3次都发生自然流产，终于在生殖医生的帮助下，张女士获得了第4次怀孕，但是之前的两次流产经历，和随着年龄的增大，以及丈夫和家人对孩子的期盼，这一次她异常紧张。得知怀孕后，她就立刻去单位辞了职，下定决心即使十月怀胎都绝对卧床，一定要保住这个宝宝直到宝宝顺利出生。

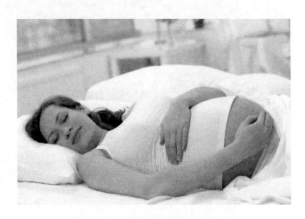

如何科学地"保胎"

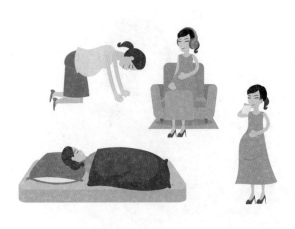

试管婴儿应该是目前解决不孕症问题最有效的方法之一。试管婴儿成功之后，孕期的影响因素也比较多，初期的不稳定要非常注意。生殖中心的患者往往怀孕路途曲折，怀孕后如果出现先兆流产的征兆，往往更加容易紧张。所以，保胎是非常重要的一件事情。什么情况下需要保胎？该如何保胎？保胎是否一定要长期卧床呢？

引起自然流产的原因主要有胚胎和母体两个方面。

胚胎方面包括：

（1）胚胎本身存在问题，自然怀孕中胚胎染色体异常的发生率约15%，多在早孕阶段即发生流产，根本没有发现，以为是一次月经来潮。

（2）子宫和胎盘异常，胎儿因发育畸形，脐带血管异常，或胎盘发育不良等，多在妊娠中晚期发生流产。

母体方面包括：

（1）母体染色体异常导致胚胎染色体异常。

（2）内分泌失调，例如黄体功能不足、高泌乳素血症、胰岛素抵抗等。

（3）生殖器官异常，如子宫畸形、宫颈松弛等。

（4）自身免疫系统紊乱，易栓症等。

（5）急慢性疾病以及精神因素。

（6）外伤、剧烈打击引起胎盘早剥。

一般情况下，孕妇每天应从事一定量的运动以维护健康及体力，但是太过激烈或危险的运动，如踢足球、打篮球、攀岩、百米短跑等容易被冲撞和受伤的运动则要避免。

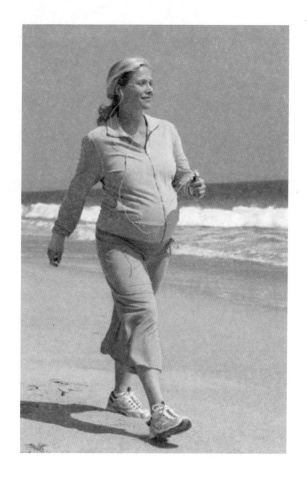

怀孕并不是生病，普通工作可以照常进行，但是有下列情形时，最好停止工作或转换其他岗位：

（1）有先兆流产、早产，或前置胎盘阴道出血症状时，必须停止工作。

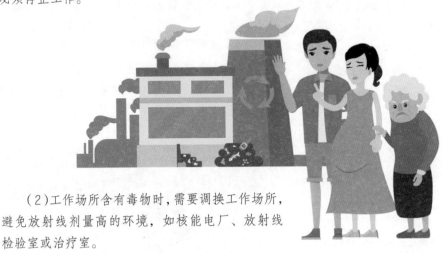

（2）工作场所含有毒物时，需要调换工作场所，避免放射线剂量高的环境，如核能电厂、放射线检验室或治疗室。

♥ 试管婴儿怀孕的孕妇该如何保胎？

试管婴儿受孕与普通怀孕一样也可能出现流产等情况，确认怀孕后若出现少量阴道流血或下腹疼痛，可能存在先兆流产征象，此时孕妇常常会十分紧张焦虑。其实出现先兆流产的孕妇，有少量的出血并不可怕，绝大多数都是可以继续妊娠的，可在专业医生的指导下进行观察，或安慰性保胎治疗。

保胎时最主要的就是要休息，避免劳累，可在专业医生的指导下使用一些保胎的药物，比如黄体支持药物等。如果经过这样的处理，症状仍然不好转，出血量继续增多，那就有可能是胚胎本身发育问题，最终有可能流产，没有必要硬保。因此，由于胚胎本身问题导致的流产本就是大自然优胜劣汰的过程，过度保胎并不能解决根本问题！

出现流产迹象时，医生往往叮嘱孕妇要多休息，很多人就以为是要时时刻刻卧床。殊不知在孕期长期卧床不仅对胎儿没有好处，反而对母亲的身体非常不利。

（1）长期卧床使得体位和姿势不能改变，可能造成肌肉劳损和全身酸痛。

（2）卧床会影响消化功能，出现便秘、食欲不振。

（3）长期卧床使孕妇的全身血液循环变得缓慢，易导致血栓形成。

（4）长期卧床容易造成情绪低落、专注于子宫导致过分焦虑。

但是有下面情况时应减少活动：

（1）先兆流产的孕妇有阴道出血，特别是血色鲜红或伴有下腹疼痛者。

（2)由于子宫畸形、粘连、胎盘异常、宫颈机能不全导致晚期流产或早产可能的孕妇。

（3）因各种原因做了宫颈环扎术的孕妇。

（4）虽然没有阴道出血，但超声检查发现胎膜下有血肿者。

总之，尽管道路可能会是曲折的，但前途是光明的，办法永远比问题多！大家要放松心情，放宽心态，以积极的态度迎接新生命的到来。

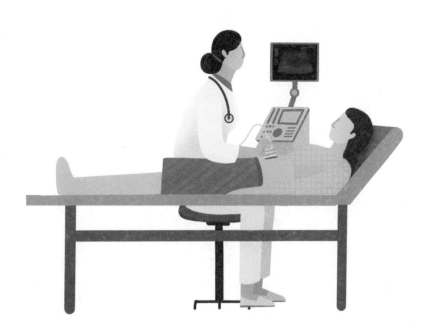

图书在版编目(CIP)数据

不孕不育知多少 / 刘文惠，马玲主编. —武汉:湖北
科学技术出版社，2020.11

（女性生殖健康丛书 / 张元珍主编）

ISBN 978-7-5706-0225-4

Ⅰ.①不… Ⅱ.①刘… Ⅲ.①不孕症－诊疗 ②男性
不育－诊疗 Ⅳ.①R711.6

中国版本图书馆 CIP 数据核字(2018)第 297936 号

责任编辑：冯友仁　程玉珊　　　　　　　　　　　　封面设计：　胡　博

出版发行：湖北科学技术出版社　　　　　　　　电话:027－87679485
地　　　址：武汉市雄楚大街 268 号邮编：430070
　　　　　　（湖北出版文化城 B 座 13－14 层）
网　　　址：http：//www.hbstp.com.cn

印　　刷：武汉邮科印务有限公司　　　　　　　　邮编：430205

700×1000　　　　　　　1/16　　　　　　10 印张　　　　　　200 千字
2020 年 11 月第 1 版　　　　　　　　　　　　2020 年 11 月第 1 次印刷
　　　　　　　　　　　　　　　　　　　　　　定价：49.80 元